Antipas Massawe

Engenharia de segurança e salvamento em minas: Palestras e tutoriais

Antipas Massawe

Engenharia de segurança e salvamento em minas: Palestras e tutoriais

ScienciaScripts

Imprint

Cover image: www.ingimage.com

This book is a translation from the original published under ISBN 978-620-2-30710-9.

Publisher:
Sciencia Scripts
is a trademark of
Dodo Books Indian Ocean Ltd. and OmniScriptum S.R.L publishing group

120 High Road, East Finchley, London, N2 9ED, United Kingdom
Str. Armeneasca 28/1, office 1, Chisinau MD-2012, Republic of Moldova, Europe
Printed at: see last page
ISBN: 978-620-8-23091-3

Índice

CAPÍTULO 1	6
CAPÍTULO 2	20
CAPÍTULO 3	30
CAPÍTULO 4	37
CAPÍTULO 5	51
CAPÍTULO 6	74
CAPÍTULO 7	98
CAPÍTULO 8	99
CAPÍTULO 9	100

O conteúdo do livro

VISÃO GERAL

As questões de proteção do trabalho nas minas são levadas muito a sério porque as condições de trabalho aqui são das mais duras e perigosas. Este manual debruça-se sobre as questões importantes da proteção e segurança do trabalho nas minas e centra-se na minimização das lesões e perdas de horas de trabalho e dos danos materiais que podem resultar da inadequação das medidas de mitigação em vigor. Nas questões de segurança nas minas, este manual aborda as caraterísticas e causas dos traumas e os métodos de análise, investigação e geração de mitigações, bem como a criação de condições sanitárias e higiénicas normais do ambiente de trabalho nas minas. No que se refere às questões de socorro nas minas, este manual aborda a compreensão dos acidentes que podem ocorrer e os seus sinais de alerta, com base nos quais podem ser desenvolvidos planos de socorro com antecedência para a prevenção e liquidação atempada de acidentes que possam ocorrer, com base na disponibilização dos instrumentos de trabalho necessários e na aquisição de competências sólidas e na compreensão das responsabilidades individuais de todos em caso de acidente que possa ocorrer nas minas.

PRINCIPAIS CONCEITOS E DEFINIÇÕES

Proteção do trabalho - Cuidados a ter com os trabalhadores

A garantia da segurança e do bem-estar dos trabalhadores das minas é parte integrante das responsabilidades da administração das minas e inclui as seguintes actividades

- Exame físico de todos os candidatos a emprego;
- Fornecimento de informações sobre segurança através de boletins, cartazes, reuniões de comissões e instrução pessoal, estatísticas de acidentes, indemnizações, seguros, alugueres, reparações, saneamento, proteção policial e manutenção do campo de minas, etc;
- Manutenção do hospital de urgência (grandes minas);
- Fornecimento de armários de primeiros socorros, cobertores e macas, etc., em vários departamentos das minas.

Engenharia de segurança de minas

Conjunto de medidas tomadas no local de trabalho para proteger o organismo do trabalhador de vários traumatismos (lesões) e para prevenir os efeitos nocivos das condições de trabalho. Incluem várias protecções eléctricas, salvaguardas, etc.

Saneamento industrial - Engenharia sanitária

O conjunto de medidas tomadas para criar as condições sanitárias e higiénicas normais e avaliar a sua influência na saúde e na capacidade de trabalho dos trabalhadores. Os factores higiénico-sanitários incluem a humidade, a temperatura do ar, a iluminação, etc.

Trauma no trabalho

Trata-se de um dano (ferimento) no organismo do trabalhador. É uma lesão causada subitamente no organismo do trabalhador durante o exercício das suas funções no local de trabalho.

Doença profissional

Doença dos trabalhadores causada pela influência de condições meteorológicas sanitárias - higiénicas desfavoráveis da atmosfera de trabalho, tais como gases ou poeiras, humidade excessiva (humidade), iluminação inadequada, ruído excessivo, pressão atmosférica e vibrações elevadas. As doenças profissionais incluem a doença das minas, a pneumoconiose (causada por), o reumatismo, a doença das vibrações, etc.

Ergonomia - Engenharia humana

A ciência das leis que regem a atividade laboral de um ser humano, ou seja, a natureza das causas das suas acções corretas e incorrectas dentro e fora do seu local de trabalho, com base na fisiologia, psicologia, antropometria, higiene, física, química e biologia. A ideia principal da ergonomia é a obtenção de uma elevada produtividade e segurança no trabalho através de medidas técnicas, juntamente com a consideração dos progressos modernos da medicina e das outras ciências acima referidas.

Psicofisiologia do trabalho

É a ciência do desenvolvimento da imunidade contra as doenças neuróticas, do coração, dos vasos sanguíneos e do sistema digestivo-estômago, bem como do alcoolismo e dos comportamentos inadequados dos trabalhadores, com base na psico-higiene, na psico-prevenção e na psicoterapia.

Legislação laboral

Uma série de leis, regulamentos, ordens e actos relativos à proteção do trabalho

A importância da legislação laboral nas minas

As questões de proteção do trabalho nas minas são objeto de especial atenção, uma vez que as condições de trabalho são das mais difíceis. Devido à complexidade dos processos de produção mineira, a formação dos novos trabalhadores das minas é rigorosamente especificada. Por exemplo, a duração da formação em segurança para os novos trabalhadores nas minas subterrâneas é de 10 dias; nas pedreiras é de 3 dias. A duração do período de formação em segurança é de 5 e 2 dias para os trabalhadores transferidos de uma secção para outra na mesma mina subterrânea ou de superfície, respetivamente. Nas condições mais perigosas, por exemplo, nas minas subterrâneas que são perigosas em termos de explosões de carvão e de gás, a duração do período de formação inicial em matéria de segurança é aumentada para 14 dias. As mulheres e os jovens com menos de 18 anos de idade estão proibidos de trabalhar no subsolo.

Implementação da proteção do trabalho nas minas

A proteção dos trabalhadores nas minas é abordada nas secções seguintes:

- A secção de recursos humanos - durante o recrutamento e a concessão de dias de folga;
- Secções de avaliação (organização do trabalho - estabelecimento da dimensão do salário em função dos volumes de trabalho e das respectivas normas de pagamento estabelecidas, etc.);
- Secções de prospeção de minas: Estabelecimento dos volumes de trabalhos efectuados, variações geológicas perigosas que influenciam as condições de trabalho, etc;
- Aparelho do engenheiro-chefe e das secções de ventilação e segurança das minas - desenvolvimento e observância de medidas de segurança das minas e garantia do seu cumprimento; o pessoal do aparelho deve efetuar inspecções frequentes ao local, controlando a correta observação da segurança das minas;
- Fisioterapia, psicoterapia e outros gabinetes médicos - proporcionar uma psicologia saudável e normal dos trabalhadores, minimizando a sua suscetibilidade a traumas.

CAPÍTULO 1

1. Traumatismo nas minas

1.2 Caraterísticas dos traumas no trabalho

O traumatismo trata de todas as questões relacionadas com os traumas no local de trabalho, com o objetivo de eliminar as causas e melhorar a segurança no trabalho.

As Principais Tarefas do Traumatismo são:

- Determinar as causas dos traumas;
- Investigar as causas dos traumas;
- Avaliar e prevenir os traumas no futuro.

A classificação dos traumatismos na indústria mineira é a seguinte:

a) De acordo com as causas do traumatismo

(1) Mecânicos (fratura óssea, contusões corporais, cortes, etc.): Constitui 70 - 80% do volume total de traumas na indústria; (ii) Químicos (intoxicação por gás, queimadura ácida ou alcalina durante o período de um dia): Constitui 10 - 15% do volume total de traumas na indústria; (iii) Térmico (queimadura, choque térmico, congelamento, etc): Constitui 5 - 6% do volume total de traumas na indústria; (iv) Elétricos (choque elétrico e queimadura): Constitui 4 - 5% do volume total.

b) De acordo com a gravidade do traumatismo

(1) Ligeiro (96 - 97%) do volume total; (ii) Pesado (1 - 1,5%) do volume total; (iii) Zero terminado (1,5 - 2%) do volume total.
A percentagem de traumatismos com final zero é mais elevada do que a de traumatismos graves, devido à maior vulnerabilidade e friabilidade do organismo humano, quando comparado com o ambiente circundante. Por conseguinte, os seres humanos podem facilmente sofrer ferimentos graves ou morrer se não dispuserem de proteção adequada contra acidentes (mesmo que não sejam complexos).

Traumatismo ligeiro

Trata-se de uma perda temporária da capacidade de trabalho. Os traumatismos ligeiros são classificados como:

- Perda da capacidade de trabalho por um dia ou menos;
- Perda parcial da capacidade de trabalho (com transferência para outro posto de trabalho) durante 1 a 2 dias;
- Perda total da capacidade de trabalho durante 1 a 3 dias;
- Perda da capacidade de trabalho por mais de 3 dias, mas regresso ao posto de trabalho anterior.

Devido à sua elevada percentagem, os traumatismos ligeiros devem ser tratados com seriedade para que a segurança no trabalho na indústria seja melhorada.

Trauma grave

Trata-se de uma perda permanente da capacidade de trabalho, que conduz à invalidez.
A dimensão do acidente é determinada pelo número de vítimas e por isso categorizado em: (i) Singular (até 2 pessoas); (ii) Coletivo (número de vítimas ≥2), não dependente da gravidade do traumatismo, mas resultante de uma só causa, no mesmo local e no mesmo momento.

1.3 As causas do traumatismo

As causas de traumatismo na indústria são classificadas como:

a) Social - Regulativo

- Violação das regras de recrutamento (por qualificação, experiência e saúde estável);
- Falta dos documentos de instrução necessários;
- Violação das normas e regras do regime de trabalho;
- Falta de educação no trabalho no seio do coletivo de trabalho.

b) Operacional-Técnico

- Processos de extração imperfeitos;
- Métodos imperfeitos de extração de minério;
- Equipamento de trabalho imperfeito.

c) Organizacional-Técnico

- Violação do caderno de encargos no que respeita ao suporte de paredes, à decapagem, etc;
- Falta de controlo das condições do local de trabalho (permitir que as pessoas entrem nas minas com equipamento defeituoso, falta de manutenção das máquinas, utilização de equipamento em condições geológicas e mineiras desfavoráveis, etc.);
- Acções incompatíveis das pessoas que trabalham na mesma linha de produção.

d) Sanitário - Higiénico

- Vestuário de proteção especial para os trabalhadores em mau estado ou não fornecido de todo;
- Iluminação deficiente dos locais de trabalho;
- Presença de ruídos, vibrações e abalos;
- Condições meteorológicas desfavoráveis;
- Falta de higiene individual.

1.4 Os índices e a documentação do traumatismo

Os quatro principais índices de traumatismo são os seguintes:

- O número absoluto de traumas;
- O coeficiente de frequência;
- O coeficiente de gravidade;
- A média de segurança por 1 tonelada de material extraído.

a) O número absoluto de traumas

Estabelecido para um período de avaliação específico. Inclui os traumatismos ligeiros, pesados e sem fim. A análise do número absoluto de traumas permite estabelecer a dinâmica e comparar com os índices dos períodos anteriormente avaliados e tirar conclusões sobre a forma de os reduzir.

b) O Coeficiente de frequência - KF

Representa o número de acidentes ocorridos durante o período de avaliação por 1000 trabalhadores ou 100 000 pessoas/turno:

$$K_F = \frac{A}{B}\,1000, \quad (1.1)$$

Or

$$K_F = \frac{A}{P}\,100{,}000 \quad (1.2)$$

Em que: A - O número total de acidentes; B - O número de trabalhadores na folha de pagamento; P - O número total de turnos de trabalho no período avaliado.

c) O coeficiente de gravidade - PCT

Representa o número de dias de trabalho perdidos em relação à capacidade de trabalho perdida durante o período de avaliação por 1000 trabalhadores ou um acidente:

$$P_{CT} = \frac{D}{B}1000 \quad (1.3)$$

Or

$$P_{CT} = \frac{D}{A^1} \quad (1.4)$$

Em que: D - Número de dias perdidos; A^1 - Número de sinistrados, cuja perda temporária de capacidade de trabalho terminou com a recuperação.

(d) Média de segurança por tonelada de rocha extraída

$$F = 10^6\,(as + bz + I)\,/\,T \quad (1.5)$$

Onde: T - o peso total do maciço rochoso extraído por mês; s - o número de traumas de extremidade zero; z - o número de traumas de extremidade pesada; I - o número de traumas ligeiros; a e b - coeficientes que caracterizam as condições geológicas da mina; por exemplo, para uma determinada região estudada, $a \approx 100$, $b \approx 50$

Contabilidade dos traumas nas minas

A contabilização dos traumatismos na indústria mineira é efectuada em conformidade com o "Regulamento sobre a investigação e o registo de acidentes de produção". Os registos de dados sobre acidentes nas minas são mantidos no centro de saúde das minas, onde todos os casos são registados e recebem os primeiros socorros. Os acidentes que provoquem a perda de capacidade de trabalho por períodos não inferiores a 1 dia são registados e investigados pelo departamento ou secção de Segurança da mina da seguinte forma

- A inscrição é feita num livro de registo especial;

- A investigação é concluída sob a forma de uma declaração - um relatório por vítima individual.

Conteúdo da declaração

- Apelido, nome próprio e apelido do pai da vítima;
- Experiência (tempo de serviço);
- O local onde ocorreu o acidente;
- A altura em que ocorreu o acidente;
- Descrição do acidente;
- Um esboço do local onde ocorreu o acidente
- A documentação médica sobre o carácter do traumatismo;
- Protocolo de interrogatórios;
- A conclusão do(s) inspetor(es) indicando o(s) responsável(eis) pelo acidente.

Um dos principais documentos de declaração tem o formato abaixo indicado: O plano de medidas que devem ser tomadas para liquidar o acidente é compilado de acordo com o seguinte formato:

No. Of Acc.	Measure	Execution deadline	Executor	Marking accomplishment

(1) A marcação da realização é efectuada no prazo máximo de um mês.

A marcação do cumprimento é efectuada todos os meses, se esta medida não exigir investimento de capital; (ii) O prazo para a elaboração do relatório sobre um traumatismo ligeiro não deve ser superior a 3 dias e sobre um traumatismo pesado e sem termo não deve ser superior a 7 dias. O incumprimento dos prazos é considerado uma tentativa de ocultar o acidente e é punível por lei; (iii) São registados os acidentes que provocam a perda de capacidade de trabalho durante 3 dias ou mais, bem como as transferências para outros postos de trabalho, os traumatismos graves e os traumatismos sem termo. Os dados relativos a estes acidentes são registados nos "Registos de traumatismos e medidas para a sua liquidação"; (iv) Os acidentes graves, sem termo e colectivos são investigados por uma comissão.

Os procedimentos adoptados para facilitar o tratamento precoce do acidente são os seguintes (i) Avisar sobre o acidente ocorrido - feito pela vítima ou por observadores; (ii) O chefe de minas organiza imediatamente os primeiros socorros às vítimas e encaminha-as para o centro de saúde; (iii) Comunicar o acidente ao chefe de secção e ao chefe de serviço da mina.

Doenças profissionais

As doenças profissionais são tidas em conta e registadas nas instituições médicas. A indústria mineira elabora medidas para erradicar as causas.

1.5 Análise e investigação de traumas e suas causas.

Os métodos utilizados são a análise estatística, técnica, topográfica, monográfica e o método de causa.

O método estatístico

Trata-se de estudar a quantidade absoluta de acidentes e a sua dinâmica, as frequências e a gravidade, etc.

Exemplo

Durante o período de avaliação de uma mina ocorreram 20 traumas ligeiros e 2 traumas pesados. Para a mesma duração do período anteriormente avaliado, ocorreram 22 traumas ligeiros, 1 pesado e 1 sem fim. A análise destes números mostra que as condições de trabalho na mina estão a melhorar.

O método técnico

Trata-se de estudar casos de acidentes com a ajuda da sua distribuição em grupos, por exemplo:

(i) Por experiência profissional das vítimas escava. 1.1

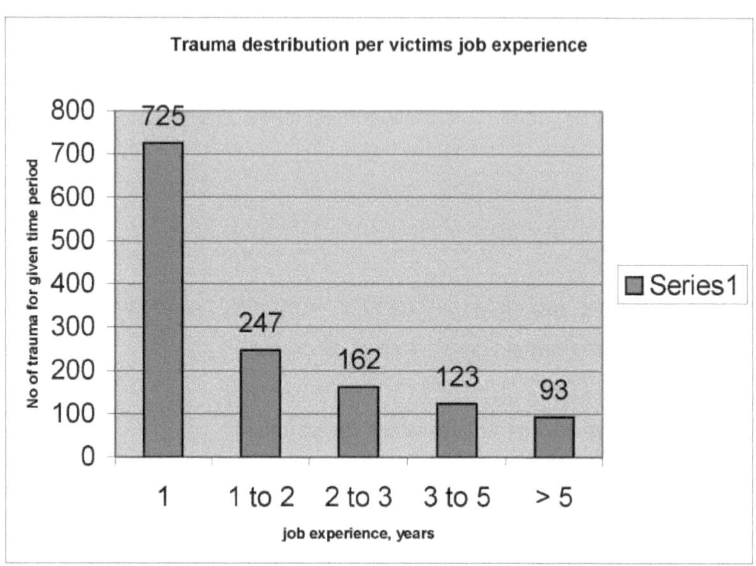

Dig. 1.1 Distribuição dos traumas no período de estudo em função da experiência profissional das vítimas

(ii) Por idade e experiência das vítimas (dig. 1.2)

A análise dos gráficos deste diagrama indica o seguinte:

- O número mais elevado de traumatismos está associado a trabalhadores com uma experiência de 1 a 3 anos;

- Os jovens trabalhadores com idades compreendidas entre os 22 e os 23 anos continuam a necessitar de formação;

- Os experientes com idades compreendidas entre os 40 e os 45 anos podem sofrer traumatismos devido ao desconhecimento das regras de segurança.

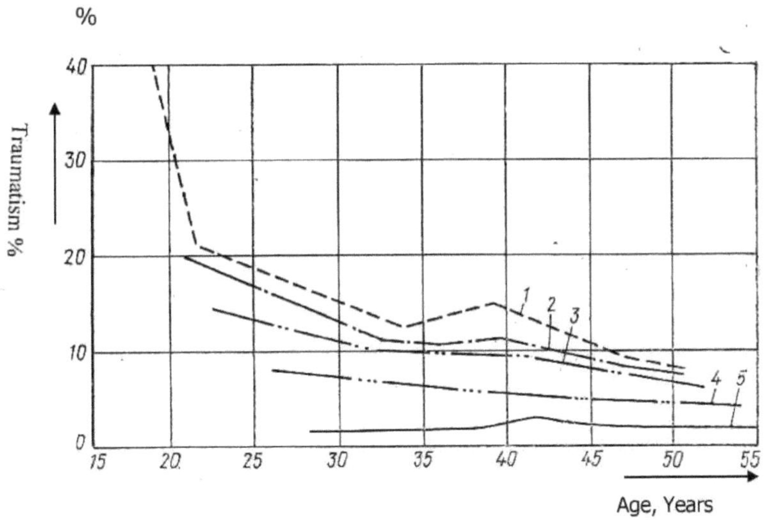

Dig.1.2. Gráficos do número de traumas, distribuídos por idade dos vítimas da experiência profissional: **1 - um ano; 2 - dois anos; 3 - três anos; 4-cinco anos; 5-mais de 10 anos**

Distribuição de acordo com os indicadores gerais, por exemplo, para a Rússia

As pedreiras dos Urais no início da década de 1980 eram as indicadas na escavação. 1.3:

16 % - funcionamento dos mecanismos; 19 % - queda de minério das bancadas;

21 % - associados ao transporte; 13 % - carregamento e descarga de minério;

3 % - trabalhos de decapagem; 5 % - queda de bancos de pedreira;

7 % - equipamento manual; 16 % - outras causas

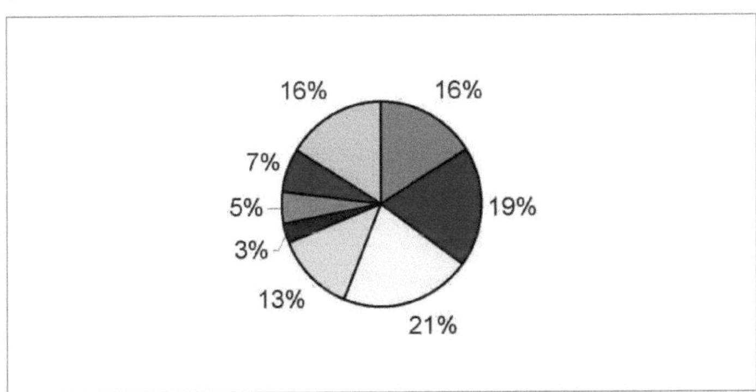

Dig.1.3. diagrama dos traumas obtidos numa pedreira por indicadores gerais

O gráfico acima indica que a percentagem máxima de traumatismos nas minas de superfície está associada aos processos de transporte de minério. Os processos de desmoronamento de minério, queda de bancadas, manuseamento de mecanismos e carregamento/amortecimento de minério são igualmente perigosos e devem ser objeto de atenção adequada para aumentar a segurança.

O método topográfico

O método consiste em estudar os traumas de acordo com o local de ocorrência ou a parte do objeto danificado e em traçá-los no esboço do plano da mina ou da sua secção.

Exemplo

Vários traumas ocorridos durante um período de 1 a 2 meses foram traçados no plano de esboço da secção de trabalhos mineiros de uma mina utilizando símbolos distintivos. Estes traumas terminaram no ponto de intersecção entre o drift e o guincho, onde o trauma foi causado por um navio de transporte devido à inadequação do espaço livre criado pela instalação de um suporte de parede, que não estava adaptado à pressão real da rocha na intersecção dos cabeçalhos. Como consequência, o espaço livre para a deslocação de pessoas diminuiu constantemente, provocando o acidente.

O método monográfico

Trata-se de estudar a tecnologia de trabalho no seu conjunto e de estabelecer, nessa base, os pontos fracos e as medidas da sua liquidação.

Exemplo

O estudo da tecnologia de extração de carvão através de escavações no teto em camadas horizontais de um filão espesso de inclinação acentuada indicou que o volume de escavação manual de carvão no transportador de superfície é enorme e transportado a partir de estacas com aberturas extensas no teto. Este facto levou a traumas causados pela queda de pedaços de rocha do telhado. Por conseguinte, a tecnologia deve ser alterada de modo a minimizar os traumas nas paragens.

O método das causas múltiplas

Envolve o estudo da interação das causas do trauma (dig. 1.4). As formas de interação das causas são: Série, Paralela, Fechada, Concêntrica e Complexa. A aplicação do método de interação das causas traumáticas simplifica a investigação do acidente e permite o estabelecimento de causas potenciais, que normalmente não são detectadas na análise simples.

Exemplo

A situação que se vivia aquando do traumatismo foi a seguinte: Um mineiro estava presente numa galeria de ventilação, movendo madeira para a face de extração de carvão. O mineiro movia a madeira manualmente porque o monocarril estava fora de serviço desde o início do turno. A galeria também era atravessada por um antigo guincho que, de acordo com as instruções, deveria ter sido contornado ao passar pela galeria. O mineiro não contornou o guincho e acabou por cair no mesmo, sofrendo um traumatismo grave. Na declaração atual, compilada a partir da investigação do acidente, a principal causa do traumatismo grave foi estabelecida como sendo a violação, por parte do mineiro, das instruções relativas ao desvio do guincho. A medida preventiva recomendada foi a organização de uma instrução de emergência para os mineiros e a discussão do acidente numa reunião geral da mina. No entanto, foi estabelecida uma outra interação lógica das causas que conduziram ao traumatismo grave, como se segue:

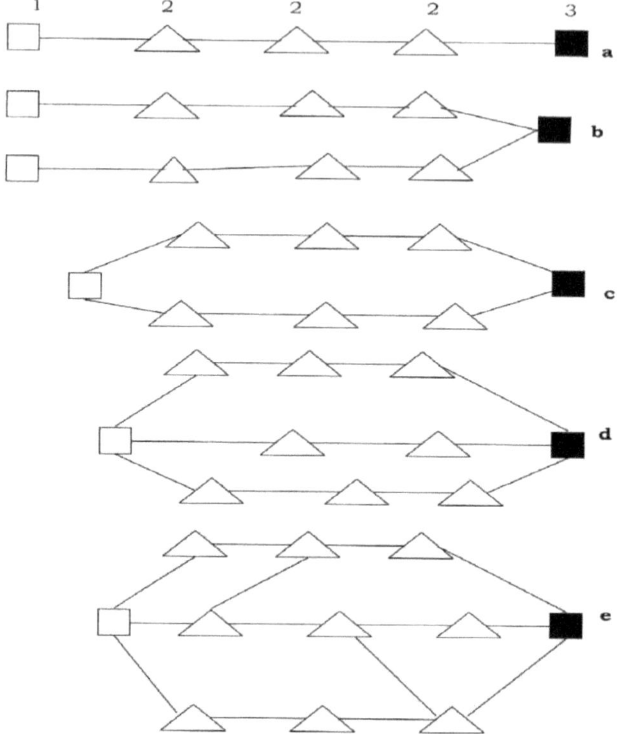

Dig. 1 .4 Formas de interação das causas do traumatismo: **a-série; b- paralela; c-fechada; d- concêntrica; e- complexa; 1- causa principal; 2- outras causas consequentes; 3- resultado.**

(i) O monocarril estava fora de serviço porque, quando o turno começou, houve uma descida acentuada da temperatura na conduta de ventilação; (ii) A temperatura desceu porque o aquecedor esteve fora de serviço durante muito tempo; (iii) Em consequência da baixa temperatura, começou a sair vapor do guincho, o que provocou uma má visibilidade na zona da sua intersecção com a conduta; (iv) Além disso, a violação da carta de transporte causou o congestionamento de madeira velha na galeria, criando dificuldades para o mineiro negociar a sua passagem; (v) Como consequência, o mineiro acabou por cair no guincho, não só porque violou a instrução de contornar o guincho, mas também devido a outras causas. O gráfico correspondente da interação das causas do acidente é apresentado na figura. 1.5. As causas no gráfico são estabelecidas de trás para a frente, começando pelo resultado (cair no guincho).

O estudo do gráfico permite determinar os responsáveis pelo acidente da seguinte forma:

(i) O mineiro, em consequência da violação da sua instrução; (ii) A supervisão técnica da secção mineira correspondente, em consequência da violação da tecnologia destinada ao transporte de madeira na rubrica; (iii) O departamento mecânico da mina, em consequência da violação da tabela destinada à remoção de madeira velha e do atraso na reparação do aquecedor de ar que ficou fora de serviço; (iv) A supervisão técnica da mina, em consequência de problemas no funcionamento das secções e departamentos da mina.

Medidas recomendadas

As medidas são facilmente derivadas do gráfico da interação das causas e são compiladas sob a forma de um plano de calendário, como se mostra no quadro 1.1:

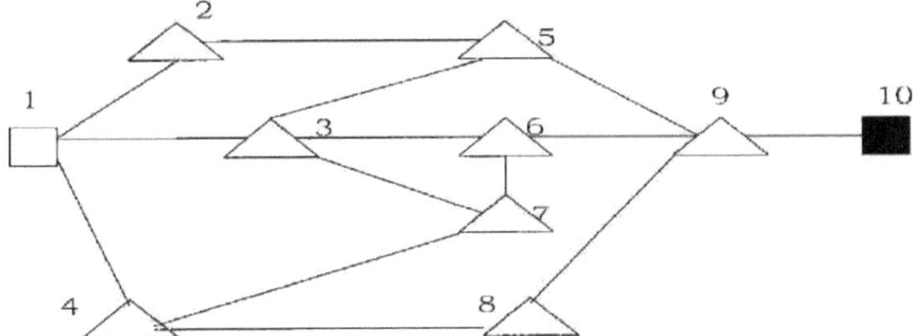

Dig. 1.5. A rede gráfica das interações complexas das causas de um acidente na conduta de ventilação de uma mina subterrânea: **1-Causa principal; 2, 3, 4-Causas associadas: 5 6, 7, 8 - causas consequentes; 9- causa aleatória; 10 - resultante (trauma)**

Tabela 1.1.

CAUSE	EXECUTION DEADLINE	MEASURE TO LIQUIDATE CAUSE	Accomplishment marking
MAIN CAUSE			
Lack of technical supervision for the mine		Cause liquidated in the Mine's Management	
OTHER CAUSES			
Air heater stoppage		Chief Mine Mechanic to work out a permanent timetable for air heater inspection and repair	
Violation of the chart for old timber removal from ventilation drift.		Section boss to work out a permanent chart and organize daily control	
Lack technical supervision in the section		Rigorously demand section supervisory to boost up discipline and responsibility with the help of daily plans.	
CONSEQUENT CAUSES			
Monorail stoppage due to acute temperature drop in the heading		Warm up monorail drive, and instruct the technical supervisory of section to make follow up observations.	
Steaming from winze		Thoroughly lock winze mouth with a door on hinge.	
Timber congestion in ventilation drift		Clean drift and arrange removal of the old timber.	
Violation of the technology of timber transportation to face		Consider (on the chart of roof reinforcement and control) the possibility of using winch (winder) instead of monorail for timber transportation.	
RANDOM CAUSE			
Violation of instruction on winze bypass		Organize extra briefing to the workers	

1.6 Formas de luta contra os traumatismos e as doenças profissionais

a) Técnica - Medidas organizacionais

As medidas técnico-organizacionais são as principais no combate ao traumatismo e às doenças profissionais na Indústria Mineira e incluem as seguintes: (i) Observância do regime de gases e poeiras; (ii) Manutenção dos trabalhos de superfície e subterrâneos da mina; (iii) Obediência às especificações do trabalho; (iv) Fornecimento de métodos seguros de transporte de minério e outras medidas exigidas pelas regras de segurança.

b) Medidas sócio-psicológicas

(1) Reforço da disciplina de trabalho; (ii) Reforço da qualificação dos mineiros e do pessoal técnico - engenheiro; (iii) Medidas de manutenção psico-preventiva (hiper - terapia colectiva, exercícios de treino de controlo emocional, etc.)

c) Ergonómica (medidas de engenharia humana)

(1) (ii) Evitar a formação de concentrações de trabalhadores das minas durante o período de troca de turnos; (iii) Considerar os dias críticos dos mineiros em relação ao biorritmo, etc.

d) Outras medidas

(i) Fornecimento da completa mecanização e automatização dos processos mineiros;
(ii) Desenvolvimento de métodos de extração não humanos; etc

CAPÍTULO 2

2. Condições higiénico-sanitárias nas minas

2.1 Factores de seleção e de utilização

Os factores sanitários e higiénicos considerados na seleção e utilização do território para as infra-estruturas da mina são:

(i) Manutenção do território;

(ii) Fornecimento de vestuário de trabalho e de alimentação;

(iii) Fornecimento de água;

(iv) Prestação de serviços médicos.

(i) Manutenção do território

A manutenção do território envolve a ecologização e a criação de zonas de defesa, colocando os principais objectos no território da mina de uma forma que não polua a atmosfera ou estrague a composição do ar que entra no poço de ventilação ou na pedreira, nem crie qualquer perigo para os edifícios residenciais.

Exemplo

A criação de zonas de defesa para uma mina de carvão é ilustrada na figura. 2.1 abaixo.

Colocação dos principais objectos no território da mina

A colocação dos principais objectos no território da mina é efectuada de forma a facilitar a entrada de ar limpo no poço da gaiola de transporte de pessoas e a proteção das casas residenciais contra as poeiras provenientes do depósito de rocha e da fábrica de processamento.

(ii) Vestuário especial e aparelhos individuais de auto-salvamento

Os mineiros e outros trabalhadores das minas e pedreiras dispõem gratuitamente de vestuário especial e de aparelhos de proteção individual contra poeiras, gases e ruídos. O vestuário especial protege o ser humano contra o impacto desfavorável dos instrumentos de trabalho e das rochas das paredes.

O vestuário especial não deve violar o ritmo de troca de calor do organismo.

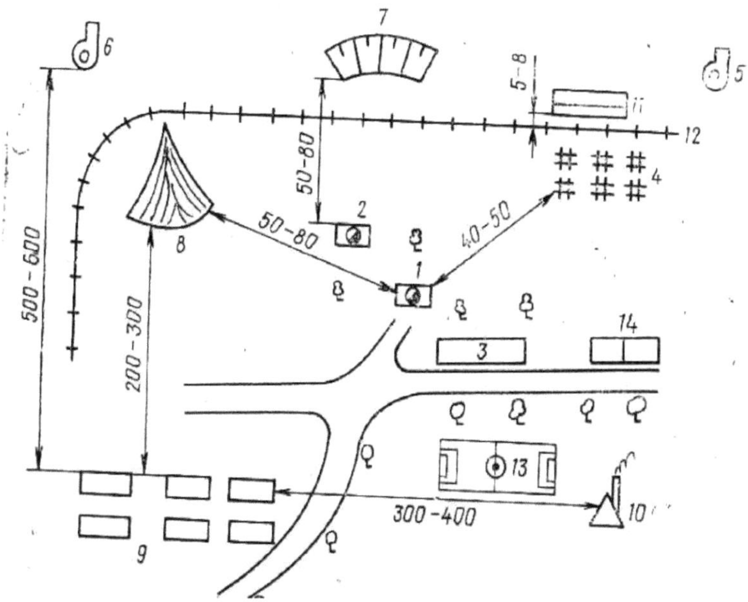

Dig. 2. 1. A criação de zonas de defesa para uma mina de carvão:

1, 2- gaiolas de transporte de pessoas e de carga; 3- sede integrada e centro de serviços; 4- pilha de madeira; 5, 6- ventiladores de flange; 7- depósito de carvão; 8- depósito de rocha; 9- casas residenciais; 10- fábrica de processamento; 11-armazenamento de cimento; 12-linhas ferroviárias; 13-estádio; 14-cafetaria

O capacete de proteção deve ser suficientemente forte, incombustível, resistente ao calor e ao frio e resistente à influência de óleos minerais, ácidos, alcalinos e água quente. São fabricados em polietileno e as marcas são as seguintes

- Para obras subterrâneas: Tipo A;
- Para afundamento de poços verticais: Tipo B;
- Para trabalhadores de superfície: Tipo C

Aparelho individual de auto-salvamento

Os aparelhos individuais de auto-salvamento, que devem ser fornecidos a cada trabalhador, são o aparelho de auto-salvamento, o aparelho de evacuação (respiração), os respiradores anti-poeira e os protectores auriculares. A administração da mina deve proporcionar as condições necessárias para o correto armazenamento, cuidado e reparação atempada do vestuário especial.

(iii) Fornecimento de alimentos aos trabalhadores das indústrias mineiras

O Centro Administrativo e de Aprovisionamento está equipado com um refeitório, uma cantina e pontos de distribuição de água potável e de pequeno-almoço aos trabalhadores que se deslocam para o trabalho por turnos no subsolo. Nalgumas minas, é organizado um ponto de receção de alimentos quentes (durante o turno de trabalho) na mina subterrânea.

(iv) Abastecimento de água

Os fornecimentos de água industrial são utilizados na supressão de incêndios, na caldeira, nas instalações de processamento, nos banhos, etc. As normas exigidas para o consumo de água industrial são:

- 60 litros para 1 kg de roupa seca;
- 500 litros/turno para um banho e 25 litros para 7 pessoas por turno para casas de banho.

A água de abastecimento doméstico e potável deve ter as seguintes composições químicas:

- Restos sólidos após evaporação: 1000 mg/litro;
- Cloro (Cl): 20 - 30 mg/litro;
- Ácido sulfúrico: 80 mg/litro;
- Ácido nítrico: 30 - 40 mg/litro;
- Resíduos de nitretos ácidos, resíduos de amoníaco,
- Matéria orgânica: 2 - 3 mg/litro;
- Dureza geral da água: cerca de 40 .^{0}

(iv) Serviço médico preventivo para os trabalhadores das minas

O serviço médico preventivo para os trabalhadores das minas começa no centro médico, equipado com numerosos gabinetes, tais como dentista, inalador e fisioterapia. Além disso, as minas estão equipadas com postos de primeiros socorros perto dos locais de trabalho. O tratamento estacionário é efectuado no hospital de clínicas mais próximo da zona residencial.

Serviços médico-psicológicos e prevenção de traumatismos:

Nas grandes minas, são igualmente criados gabinetes de serviços médico-psicológicos e de prevenção dos traumatismos. O efeito económico (E) obtido com os serviços médico-preventivos prestados por estes gabinetes:

$$E = P (H1 - H2),$$

Onde: H1 e H2 - Horas-homem perdidas antes e depois da passagem por tratamento nos gabinetes; P- a dimensão média anual das perdas incorridas pelo sector devido a traumatismos e doenças.

Para além do efeito económico, os serviços médico-psicológicos têm também um efeito social significativo - na indústria, melhoram o clima psicológico, as relações mútuas entre os trabalhadores, reforçam as famílias e aumentam o tempo que os trabalhadores dedicam à educação dos filhos.

2.2. Fornecimento das condições climáticas necessárias para o ar da mina

A humidade, a temperatura e a velocidade de circulação do ar são os principais factores climáticos da atmosfera mineira. Cumulativamente, criam as condições de conforto no trabalho, mas a flutuação destes factores, cada um individualmente, conduzirá a várias doenças e traumatismos, golpes de sol e calor, infecções pelo frio (gripe, reumatismo, etc.). O reumatismo e outras constipações podem ser a causa da perda de capacidade de trabalho durante longos períodos ou da invalidez.

As medidas preventivas mais importantes recomendadas para a criação de condições normais e para a prevenção de infecções são

- Uma mina ou grupo de minas deve dispor de um centro de manutenção preventiva onde os mineiros sejam submetidos a um curso de exames e tratamentos médicos num período de 15 a 25 dias sem interrupção do trabalho. No centro, deve ser estabelecido um regime diurno correspondente, com alimentação e descanso durante a noite;

- As principais medidas de proteção contra as infecções no local de trabalho são a utilização de vestuário especial (capacetes, coletes salva-vidas, etc.), a construção de passagens que mantenham o calor e a redução das quedas de temperatura nos locais de trabalho;
- A redução da humidade é efectuada nos locais de formação de água, através da instalação de colectores de água nos poços e da construção de canais de água nas cabeças horizontais, desviando a água que flui para as faces activas de extração de carvão a partir dos níveis superiores da mina, alterando o ângulo de inclinação da face e reduzindo a humidade criada pela água utilizada para pulverização, passando-a através de um coletor de poeiras secas.

2.3. Condições normais de trabalho sob pressão de ar elevada

Os trabalhos mineiros efectuados com caixas de torção sob alta pressão estão normalmente associados ao desenvolvimento de cabeceiras em rochas encharcadas. A pressão máxima permitida nas caixas de torção é de 350 kPa. Uma vez que o funcionamento normal do organismo humano ocorre sob a pressão do ar atmosférico de 1013 gPa (para uma superfície corporal de 1,75 m^2 : 15 - 18 t), uma pressão de ar excessiva provocará a doença das caixas de torção: distorção do ritmo do fluxo sanguíneo, consumo de oxigénio dos tecidos corporais, aumento da pressão parcial, aparecimento de sensações de doença e perturbações da mobilidade.

Como resultado da doença das caixas de torção provocada pelo excesso de pressão atmosférica, o organismo humano fica saturado de azoto, que entra principalmente pelos pulmões, pele e pestanas. Mas mais doloroso é o desenvolvimento da dessaturação devido à descompressão provocada pela formação de bolhas de azoto, que se libertam do sangue e obstruem os vasos.

O desenvolvimento da doença das caixas de torção pode ser facilitado pelas seguintes razões: (i) más condições meteorológicas; (ii) sobreaquecimento/sobrearrefecimento do organismo; (iii) poluição do ar por vapores e produtos da decomposição de lubrificantes.

A conceção das caixas de torção

As caixas de torção estão equipadas com câmaras de eclusa, guinchos, compressores e os correspondentes aparelhos de sinalização e controlo. Podem ser equipadas com uma eclusa para o elevador de passageiros (composta por um tubo arredondado de 6 m de comprimento e 1,22 m de diâmetro e quatro sub-câmaras dispostas em dois pisos) e uma eclusa para o elevador de bagagens, equipada com três sub-câmaras.

Antes de entrar na câmara de trabalho, o mineiro passa pela subcâmara do passageiro, onde a pressão é aumentada lentamente. O bloqueio é efectuado de acordo com as normas, em função da pressão e do período de permanência na face de ataque, como indicado no quadro. 2.1.

Tab. 2.1

Air pressure kPa	Time duration, hours			
	Whole work in face	Going through compression	Going through decompression	Minimum stoppages at work
For two semi shifts				
10-130	5.3	0.2	0.3	9
320-350	2.3	0.3	2.3	10
For a continuous working day				
Up to 130	5.2	0.2	0.3	-
320-350	3	0.3	2.5	-

As medidas de proteção do trabalho em caixas de torção são as seguintes (i) O incremento (ou abaixamento) lento da pressão nas sub-câmaras; (ii) Os trabalhadores devem realizar exercícios simples durante a descompressão; (iii) Os trabalhadores devem comparecer a controlos médicos semanais; (iv) Tratamento da doença descompressiva aguda - segundo incremento de pressão nas comportas do elevador de tratamento; (v) Para pressões até 190 kPa, são permitidos trabalhadores de 20 a 50 anos e para pressões superiores a 190 kPa, são permitidos trabalhadores de 20 a 45 anos.

2.4. Redução do ruído e das vibrações industriais

Ruído - É uma coleção de um grande número de sons diferentes que mudam em frequência e tom. Os sons são diferenciados em banda larga, tom e impulso. A unidade de medida do ruído é o *decibel dB*, que depende da pressão da fonte sonora. O decibel é calculado a partir da equação:

$$1\ dB = 20 \log A/B \qquad (2.1)$$

Onde: *A* - a pressão da fonte sonora; *B* - a pressão mínima do som, que pode ser detetada; $B = 10^{-12}$ Pa.

A sensação de dor ocorre quando: $A = 10^2$ Pa.

A frequência da oscilação ou vibração do som é medida em *Hertz, Hz.* Os órgãos auditivos sentem oscilações de frequência *16 - 20 000 Hz.*

As vibrações são caracterizadas pela sua velocidade, que é calculada a partir da seguinte equação:

$$V = 0.63\ fz \qquad (2.2)$$

Onde: *f* - frequência de oscilação; *z* - amplitude de oscilação

Os efeitos adversos do ruído e das vibrações são:

a) A influência prolongada e simultânea do ruído e das vibrações perturba a audição, conduzindo a doenças do sistema cardio-vascular e dos ombros dos braços e a uma má digestão dos alimentos;

- A presença de ruídos e vibrações prejudica a capacidade de concentração das pessoas no seu trabalho e diminui a sua sensibilidade aos perigos que se aproximam;

Já está bem estabelecido que uma intensidade de som superior a *50 dB* prejudica a audição e as capacidades de trabalho.

As intensidades de ruído resultantes de diferentes equipamentos mineiros são:

- Martelo pneumático: 70 dB
- Carregador pneumático: 90 - 110 dB

O limite permitido da intensidade do ruído é de 70 dB à frequência de oscilação de 1000

Hz. A vibração permitida é de 25 Hz

As categorias de ruídos industriais

a) Vibrações mecânicas

Ruídos resultantes de fenómenos dinâmicos nos mecanismos de funcionamento;

b) Ruídos aerodinâmicos

Ruídos resultantes do funcionamento das ventoinhas e do fluxo de fluidos;

c) Ruídos magnéticos

São os ruídos que se formam nas máquinas eléctricas, principalmente nas a folga entre o estator e o rotor.

Redução de ruídos e vibrações industriais

Ruídos mecânicos

- Utilização de juntas e absorventes de acoplamento;
- Alojamento de unidades completas de máquinas no interior de caixas anti-ruído.

Ruídos aerodinâmicos

- Utilização de silenciadores: activos (ruído suprimido por um material), reactivos (ruído suprimido pela resistência ao ruído das ondas de ar) e combinados (resistência ao ruído e material);
- Utilização de instalações anti-ruído aerodinâmicas nos ventiladores sob a forma de supressores activos (tapetes ou materiais) na entrada e na saída do fluxo ou de supressores reactivos sob a forma de câmaras aplicadas na saída do fluxo.

Localização do ruído

- Realizado com placas acústicas, revestimento de feltro anti-ruído, rebocos, tijolos e betão;
- Para que os berbequins e os martelos pneumáticos manuais vibrem menos, devem ser fabricados com um peso não superior a 10 kg.

Proteção individual contra ruídos e vibrações

Os trabalhadores devem utilizar antífonas internas ou externas.

2.5. Fornecimento de iluminação normal nos locais de trabalho

A má iluminação do local de trabalho, como a alternância frequente de luz e escuridão, é uma das causas de doenças profissionais nas minas. Por conseguinte, a seleção das lâmpadas e os parâmetros da sua instalação nas minas são rigorosamente especificados.

Dependendo da finalidade de um cabeçalho, a instalação de lâmpadas é normalizada com base nos seguintes factores:

(i) A distância entre as fontes de luz;

(ii) A distância entre as fontes e a face de trabalho;

(iii) O número de lâmpadas ou a sua potência.

Se a instalação de lâmpadas se destinar à iluminação de um plano de superfície estabelecido, a iluminação é normalizada em lux, *(lx)*

- Para os trabalhos subterrâneos, está estabelecido que os faróis pessoais não são adequados para a iluminação do local de trabalho e, por conseguinte, devem ser instaladas lâmpadas permanentes (fixas) em todas as direcções;
- No caso de camiões, a distância entre as luzes (dependendo da potência da luz) varia de 2 a 10 m;
- Para a iluminação da superfície da face, o requisito mínimo de iluminação é de *5 lx* e o ponto de descarga do minério - *10 lx.*

A iluminação pode ser aumentada através da *lavagem de massa de enchimento* das paredes dos cabeçalhos.

Os principais tipos de faróis de mina são: (i) As fixas - instaladas ao longo do eixo da direção; (ii) as portáteis - faróis de mina.

A iluminação das pedreiras é efectuada com recurso a projectores, que se classificam em: (i) Geral - para iluminação de toda a pedreira; (ii) Local - para iluminação de determinadas secções da pedreira

Estabelecimento do número de projectores necessários (n):

$$n = E_n K S / [F_l \eta U Z] \qquad (2.3)$$

Em que: E_n - iluminação mínima normalizada; K - coeficiente de reserva, $K = 1,5$ (para lâmpadas incandescentes); $K = 1,7$ (para lâmpadas de descarga em gás); S - área iluminada F_l - área da secção transversal do feixe de luz H - eficiência do projetor U - a

coeficiente de utilização do feixe de luz, $U = 0,5\text{-}0,8$ Z - coeficiente de irregularidade da iluminação.

$$Z = E_{min}/E_f \qquad (2.4)$$

Onde: E_{min} - o mínimo de iluminação permitido; E_f - o requisito de iluminação média.

Os projectores podem ser instalados individualmente ou em grupos. A altura e o ângulo de instalação são importantes e estabelecidos a partir de tabelas especiais.

CAPÍTULO 3

3. Regimes de gases e poeiras nas minas

Os mais perigosos nas indústrias mineiras são os gases e as poeiras das minas. São explosivos em certos níveis da sua mistura com o ar da mina. Além disso, podem ser fontes de doenças profissionais - a pneumosilicose. As principais formas de combater os gases e as poeiras nas minas são bem analisadas no curso de ventilação das minas. No entanto, é apenas em determinados regimes de funcionamento da indústria que esses métodos são capazes de produzir o efeito desejado.

3.1 . As principais condições do regime gasoso

O regime inclui o seguinte:

a) Controlo do teor de metano no ar da mina

O teor de metano nas minas em regime gasoso é determinado com a ajuda da realização de medições actuais e periódicas da concentração de metano no ar da mina. Utilizando um interferómetro, a medição atual da concentração de CH4 no ar é efectuada em todas as rubricas, conforme prescrito:

(i) Nas minas da categoria IIIrd e das supercategorias, pelo menos três vezes por turno;

(ii) Nas categorias Ist e IInd , pelo menos duas vezes por turno;

(iii) Nas minas não gasosas, no final dos trabalhos de desmonte.

As medições periódicas da concentração de metano no ar da mina baseiam-se na realização de análises laboratoriais de amostras de ar, pelo menos três vezes por turno. É também obrigatório que a recolha de amostras seja efectuada na presença de um representante do pessoal de salvamento da mina. A recolha de amostras de ar é efectuada em todas as minas de acordo com a seguinte sequência

(iv) Nas minas da supercategoria e nas câmaras de explosivos de todas as minas, pelo menos três vezes por mês;

(v)) Nas minas da categoria IIIrd , duas vezes por mês;

(vi)) Nas categorias Ist e IInd , uma por mês.

b) Controlo da distribuição de ar na rede de tubagens das minas

É efectuada com o objetivo de evitar o desenvolvimento de situações explosivas. É um dever do departamento de Ventilação e Segurança das Minas;

c) Controlo da blindagem dos equipamentos eléctricos;

d) Observação rigorosa das regras de segurança nos diferentes trabalhos e na reparação de material elétrico;

e) Aplicação de medidas relativas à evacuação de pessoas e à desgasificação da acumulação de gás nas rubricas no período inicial

As principais medidas tomadas para a evacuação das pessoas e a liquidação da acumulação de gás numa secção no período inicial são as seguintes (i) Desligar a eletricidade; (ii) Comunicar a situação ao chefe de secção, ao superintendente e à mina de serviço; (iii) Evacuar as pessoas da secção gasosa: (iv) Instalar um sinal especial na gola do cabeçalho sobre a entrada proibida no mesmo; (v) Instalar postes na entrada e na saída do cabeçalho; (vi) Tomar medidas para liquidar a acumulação de gás na secção. Se a acumulação de gases tiver sido causada pela paragem do ventilador por um período superior a 30 minutos, as pessoas devem ser evacuadas para o poço que transporta ar fresco, observando as seguintes condições:

- É proibido ligar o equipamento elétrico assim que o ventilador for ligado antes de uma ventilação completa para liquidar a acumulação de gás e medir a concentração de metano;
- A liquidação da acumulação de gás é efectuada na presença de um representante do Departamento de Ventilação e Segurança das Minas, de acordo com as medidas aprovadas pelo Engenheiro-Chefe de Minas.

f) Fornecimento de ar adicional, respiradores, aparelhos de auto-salvamento e medicamentos aos mineiros durante o acidente

Durante os acidentes nas minas, especialmente os relacionados com a ignição do metano ou a sua explosão, a súbita explosão de gás e a geração de sopradores, a principal causa de traumas é a diminuição acentuada de oxigénio. Por conseguinte, a fim de manter a vida dos mineiros e de os evacuar da secção da mina em caso de acidente, devem ser fornecidos fornecimentos adicionais de oxigénio, respiradores, aparelhos de auto-salvamento e medicamentos.

Exemplo

No caso das minas de carvão subterrâneas, que são perigosas em termos de explosões súbitas de gás em camadas de carvão com forte inclinação, entre as medidas necessárias contam-se as seguintes (i) Colocação de anéis nas condutas principais de ar comprimido na secção de extração de carvão (dig.3.1); (ii) Instalação de um fornecedor móvel de ar comprimido em grupo nas galerias, concebido para o fornecimento automático de 200-300 pés/min. de ar para um grupo de mineiros (ver dig. 3.2). (iv) Utilização de um aparelho de salvamento móvel com dois funis para a recolha de ar e dois aparelhos de auto-salvamento suplementares na zona de salvamento8-1,0 m de diâmetro e 200 - 250 m de comprimento para a ventilação efectiva de uma secção e para que os socorristas rastejem em direção às vítimas.

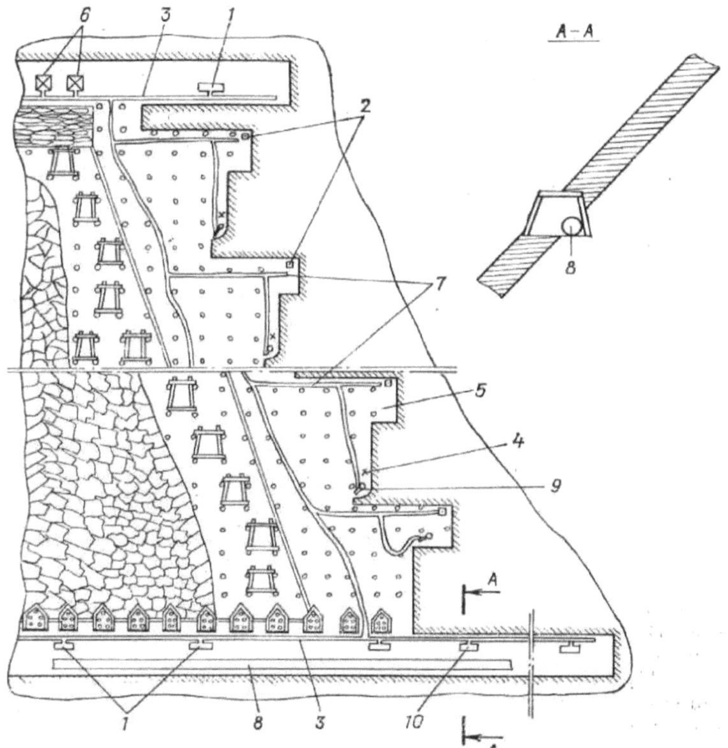

Dig. 3.1. Previsão da segurança das pessoas em caso de acidente numa mina de carvão subterrânea, que é perigosa devido a uma súbita explosão de gás:
1-Abastecimento de ar durante o acidente; 2-aparelho de salvamento móvel; 3-duto principal de ar comprimido; 4-aparelho de auto-salvamento de isolamento de tamanho pequeno; 5-recinto de salvamento; 6-posto de salvamento móvel; 7-mangueira de ar (tubo) para martelo pneumático; 8-mangueira para ventilação e pessoas que rastejam para a face de extração de carvão em caso de acidente; 9 - martelo pneumático com aparelho de acidente <<ar-2>>; 10-armazém para aparelhos de auto-salvamento.

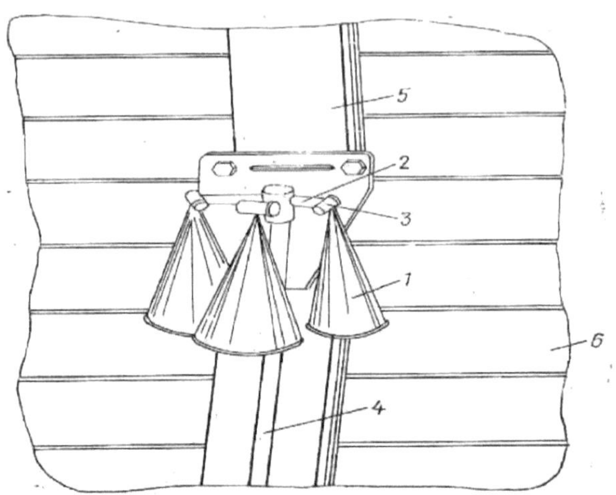

Dig. 3.2... Uma instalação de respiração utilizada durante o acidente:

1 - funil; 2 - distribuidor de ar; 3 - ponto de viragem; 4 - tubo de ar comprimido; 5 - estrutura de suporte de parede; 6 - revestimento.

3.2 As principais condições do regime de poeiras

As principais condições do regime de poeiras para as minas, que são perigosas em termos de poeiras, são quase semelhantes às condições do regime gasoso.

O controlo periódico da concentração de poeiras no ar da mina depende das condições concretas e é efectuado pelo menos uma vez por mês.

É efectuado um controlo obrigatório da concentração de poeiras para as rubricas em que foram executadas medidas contra as poeiras. O controlo obrigatório é efectuado antes e no final da execução das medidas.

O controlo obrigatório consiste na determinação da explosividade e do teor de matérias não combustíveis na mistura de carvão e poeiras inertes.

Os controlos contínuos da explosividade das poeiras são efectuados a intervalos de um ano para os carvões com menos de 10 % de emissões de matérias voláteis e com uma norma de < 60 % de matérias não voláteis na mistura. O controlo é efectuado com um intervalo de três anos se a mistura tiver ≥60 % de matérias não voláteis, ou seja, O controlo repetido é efectuado com maior frequência para as costuras, que agora não são perigosas para a explosão de pó, mas podem acabar por se tornar perigosas a qualquer momento.

As outras condições do regime de poeiras incluem o combate ao seguinte (i) Acumulação de poeiras no ambiente antes do início da extração de minério;

(ii) Poeiras geradas a partir do maciço rochoso extraído;

(iii) Poeiras dispersas na atmosfera das rubricas;

(iv) As poeiras depositaram-se nas paredes do teto;

(v) Ignição de poeiras e localização da explosão através de poeiras de rocha e barricadas de poeiras de rocha.

3.3 O equipamento de autoproteção contra poeiras

Os respiradores individuais anti-poeira para minas, tais como os que são ilustrados nas figuras 3.3 e 3.4, são essenciais quando se trabalha numa atmosfera em que a redução das poeiras às normas sanitárias é impossível devido à dificuldade das condições locais (por exemplo, na atmosfera de um tosquiador). 3.3 e 3.4 são essenciais quando se trabalha numa atmosfera em que a redução das poeiras a normas sanitárias é impossível devido à dificuldade das condições locais (por exemplo, na atmosfera de um lavador).

A proteção individual contra o pó também pode ser obtida através da utilização de máscaras especiais de limpeza do ar, em que o ar é limpo com a ajuda de filtros de tecido especiais.

A eficácia da retenção de poeiras nos respiradores é de 98-99%.

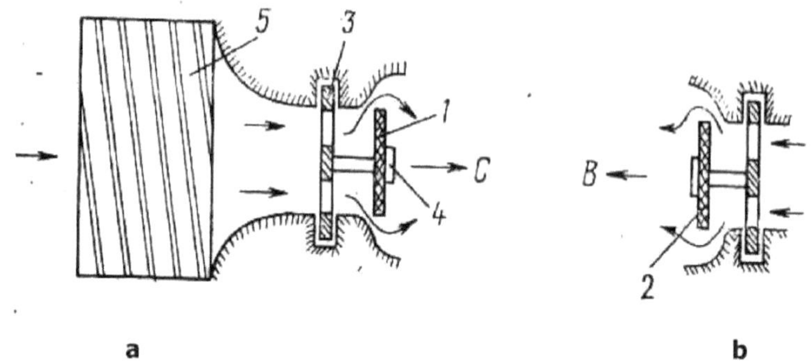

Dig. 3.3. O esquema das válvulas para a inspiração (**a**) e a expiração (**b**): **C - direção do ar inspirado para o órgão respiratório; B - direção do ar expirado para a atmosfera; 1, 2 - membranas; 3 - sela rígida-perfurante imóvel; 4 - eixo da membrana; 5 - filtro**

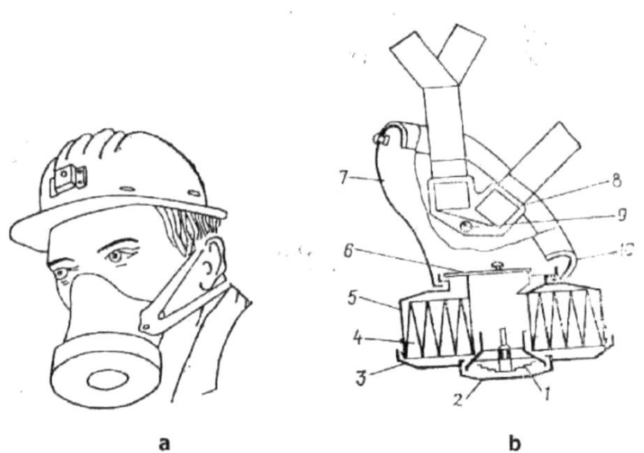

Dig.3.4. Respirador anti-poeira: **a - suporte do respirador na cabeça; b - O esquema de conceção: 1 - válvula de saída de ar; 2 - tampa de proteção; 3 - cobertura; 4 - filtro; 5 - armação lateral; 6 - válvula de entrada de ar; 7 - máscara; 8 - obturador; 9 - pino; 10 - rolo lateral**

CAPÍTULO 4

4. Segurança nas minas

4.1 Introdução geral

As principais questões de engenharia na prestação de serviços de segurança nas minas incluem a análise de traumas e medidas para proteger as pessoas que trabalham de lesões ou doenças profissionais.

A percentagem mais elevada de traumatismos na indústria mineira resulta de desmoronamento de rochas, transporte em minas, trabalho com mecanismos, etc. (em percentagem significativamente inferior). Os traumas na superfície da mina constituem quase 10% de todos os acidentes com minas.

A distribuição dos traumatismos nas minas de carvão subterrâneas

Quando se trabalha com mecanismos, as principais fontes de trauma são:

- Trabalhador das minas de carvão (30 %),
- Tosquia à deriva (5%),
- Tapete rolante (20%),
- Suporte de superfície de extração motorizado (8%);
- Equipamento de carga (13 %),
- Guinchos (7%),
- Outros equipamentos e mecanismos (14%).

A distribuição dos traumatismos nas minas subterrâneas de metal

- Bobinadeiras de raspagem (26-30 %);
- Sondas de perfuração (20-24 %);
- Equipamento de carga (22-26 %);
- Guinchos (6-10 %);
- Transportadores (8-11 %);
- Outras máquinas e mecanismos (7-10 %).

Distribuição dos traumatismos nas minas de superfície:

- Corrente eléctrica (30-34 %);
- Transportes (23-85 %);
- Mecanismos (15-18 %);
- Detritos de rocha durante o carregamento, perfuração e detonação (11-13 %);
- Explosivos (4-6 %)

Causas de traumatismos devidos a corrente eléctrica:

- Estações de distribuição (22-28 %);
- Linhas de força ao ar livre 10-16 %);
- A rede de contactos do transporte elétrico-locomotivo 12-16 %):
- Cabos de escavadoras (8-12 %);
- Aparelhos de iluminação (4-6 %);
- Máquinas de soldadura eléctrica (3-5 %);
- Outros mecanismos (4-6%).

4.2 Segurança na exploração mineira

Deve ser perfeito porque este é o sítio onde:

- O principal elo de produção da mina está localizado;
- A concentração de mineiros é maior;
- As explosões de rochas acontecem;
- Ocorrem explosões súbitas de metano de carvão e as mais perigosas rupturas de rochas, etc.

A segurança nas frentes de lavra depende do método de extração do minério e do suporte das rochas da parede, ou seja, se é um método mecanizado ou de perfuração e detonação aplicado para a extração do minério.

A segurança nas frentes de lavra das minas de superfície é determinada pelo funcionamento da escavadora durante o carregamento do minério para o navio de transporte.

As principais causas de traumatismos nas faces das minas são as quedas de rochas dos tectos das faces ou das bancadas durante o carregamento de massas rochosas nas minas de superfície.

As principais causas de queda de rochas são:

- Exposição excessiva do telhado;
- Deslocação incorrecta dos suportes do telhado;
- Utilização de métodos de sustentação do teto incompatíveis com as condições reais e com as outras operações na frente de lavra;
- Fenómenos gasodinâmicos: compressão do carvão, queima, explosões de rochas, explosões súbitas de metano de carvão, explosões de gás, manipulação incorrecta de mecanismos e trabalhos de detonação.

As principais causas de traumatismo por queda de rocha nas faces de extração mecanizada de minério

- Quebra do minério (22-25 %);
- Carregamento e limpeza do minério (12-14 %)
- Controlo do telhado (10-12 %); perfuração de buracos em nichos (4-5 %);
- Deslocação de equipamentos (2-3 %);
- Reparação dos suportes do telhado, ou seja, exposição de rochas (17 %);
- Desmantelamento de equipamentos (9-12 %);
- Liquidação de rubricas (6-8 %);
- Outros (17-21 %).

As principais causas de traumatismos nas explosões para extração de minério são:

- Perfuração e carregamento de furos (8-12 %);
- Inspeção da face no final dos trabalhos de detonação (19-23 %);
- Limpeza de pedras soltas (16-21 %);
- Carga (14-18 %);
- Engates de escavação para apoio do teto (15-17 %);
- Instalação e reparação de suportes de telhado e preenchimento de espaços abertos (5-9 %)

Os traumatismos provocados por mecanismos de funcionamento resultam da corrente eléctrica, sendo que o contacto com partes metálicas electrocutadas do equipamento representa 60%.

As principais causas de eletrocussão das partes metálicas dos equipamentos são (i) Quebra do isolamento da corrente (55%); (ii) Danos externos no isolamento (até 31%); (iii) Curto-circuito de fios e ligação de fios com carga de corrente ao fio terra (até 8%); (iv) Equipamento defeituoso (até 6%).

A base principal da segurança nas explorações mineiras

A carta de suporte e controlo do teto é a principal base da segurança nas frentes de lavra. Abrange a sequência da execução de todas as operações na frente mineira, começando com a libertação do minério do maciço rochoso e terminando com a entrega de materiais e equipamento. Como exemplo de condições geológicas e mineiras suficientemente correspondentes, são indicadas na carta:

- O tempo de trabalho do órgão de quebra de minério na extração mecanizada de minério;
- O tipo e os parâmetros de instalação do suporte de parede;
- Parâmetros de abatimento ou enchimento de coberturas artificiais;
- Iluminação e colocação segura de pessoas a trabalhar.

Na extração de minério através de perfuração e detonação, no gráfico são examinados os seguintes aspectos:

- Proteção da zona de perigo e medidas contra explosões prematuras e falhas de ignição;
- O controlo da composição do ar da mina no final da detonação;
- Proteção dos cabeçalhos e das instalações de comunicação contra o impacto de choques aéreos, incêndios e gerações de gás.

A prevenção de acidentes resultantes de rupturas/aberturas de rochas, explosões de gás e poeiras e explosões súbitas de metano e carvão pode ser conseguida concentrando mais atenção nos seguintes aspectos

- Os trabalhos de face foram efectuados até ao primeiro exercício de espeleologia no telhado;
- A face trabalha carregada perto de falhas geológicas e ao atravessá-las;
- Os trabalhos de revestimento efectuados por cima ou por baixo dos pilares, etc.

É importante monitorizar minuciosamente o estado das rochas da parede para detetar desmoronamentos, bater e livrar-se de rochas soltas, bem como monitorizar rigorosamente o aparecimento de sinais de aviso de acidentes e tomar medidas para a sua prevenção, especialmente as explosões súbitas de gás de carvão.

Os trabalhos de enchimento de saguões também devem ser efectuados com maior cuidado, pois podem ser a causa potencial de queda súbita de rochas nas faces das minas e noutros pontos de queda.

A remoção de pedras soltas deve ser feita a partir do interior de uma cabina ou sob a proteção de um guarda-chuva especial.

As medidas de prevenção de acidentes no trabalho com mecanismos incluem o seguinte
- Proteção contra a eletrocussão por mecanismos;
- Proteção contra o desencadeamento elétrico de explosões de gás-pó por mecanismos;
- A eliminação dos perigos decorrentes dos elementos móveis e das acções incompatíveis dos trabalhadores pode ser realizada com a ajuda de meios simples;
- É necessário garantir a proteção zero, o autocontrolo das partes externas dos circuitos de controlo, a proteção contra a auto-ignição durante o aumento da tensão nas linhas de alimentação, o controlo automático da ligação à terra da caixa da máquina com a ajuda de um esquema elétrico especializado, o funcionamento dos interruptores (relés, botões) na abertura do circuito de segurança.

As medidas de segurança nos trabalhos de detonação estão bem cobertas pelas regras de segurança correspondentes em matéria de transporte e carregamento de explosivos, construção de circuitos de tiro e iniciação de cargas.

4.3 Segurança nas faces de desenvolvimento

O número de traumas nas faces de desenvolvimento é mais elevado do que nas faces de exploração devido às especificidades do desenvolvimento das cabeceiras: grandes exposições de rochas de parede, volumes e diferentes planos das operações efectuadas. As principais causas de traumas nos rostos em desenvolvimento são

- Queda de fragmentos de rocha (55 %);
- Utilização incorrecta das cabeças de estrada e das máquinas de carregamento (10 %);
- Transportadores, máquinas de perfuração e outros equipamentos (7 %);
- Gases venenosos e produtos de granalhagem (6 %);
- Corrente eléctrica (4 %);
- Manuseamento incorreto de explosivos (5 %);
- Outras causas (13 %).

No desenvolvimento de cabeceiras através de detonação, a queda de pedaços de rocha ocorre no decorrer das seguintes operações:

- Perfuração da face (8-12 %);
- Inspeção da face após a granalhagem (12-16 %);
- Limpeza dos pedaços de rocha suspensos (12-14 %);
- Empilhamento e carregamento manual do maciço rochoso (14-18 %);
- Engates de escavação sob as sapatas dos postes de suporte de paredes (15-17 %);
- Reparação de quadros danificados (8-12 %);
- Preenchimento das cavidades entre os suportes das paredes e o maciço (2-4 %);
- Instalação da estrutura de suporte (10-14 %);

- Outros processos (6 %).

No gráfico de desenvolvimento da rubrica, é estabelecido o seguinte:

- Se deve ou não ser instalado um suporte de parede temporário ou permanente;
- A forma dos muros de suporte e o reforço das junções com as outras rubricas;
- A forma das estacas de rocha, a inspeção das partes não suportadas e a iluminação do cabeçalho;

- O método utilizado na recuperação do suporte da parede durante as reparações ou a liquidação de um título.

As medidas de prevenção de acidentes durante o desenvolvimento das rubricas são as seguintes

- Bloqueio exaustivo dos elementos de suporte de parede;
- Instalação de barreiras ou suportes de proteção contra a queda de fragmentos de rocha;
- Criação de ranhuras de descarga, cortes laterais, subtrabalho e sobretrabalho, a fim de evitar a subida do pavimento, o desmoronamento de rochas, as explosões de rochas e as explosões a grandes profundidades.
- As medidas de segurança para os trabalhos efectuados com mecanismos são comuns a todos os trabalhos mineiros.

4.4 A segurança dos trabalhos de desenvolvimento das minas

Os trabalhos de desenvolvimento da mina incluem a abertura de poços, o desenvolvimento de poços, trincheiras e outros títulos principais para o acesso às faces de produção

As principais causas de traumatismos no afundamento de veios verticais são:

- Caving in das rochas da parede do poço durante o afundamento e do suporte da parede de betão durante a deformação do poço (cerca de 60%);
- Queda de objectos e de máquinas (12-14 %);
- Quedas de pessoas (6-8 %);
- Acumulação de água e de fluidos (4-6 %);
- Trabalhos de decapagem (3-4 %);

- Outros, incluindo o trabalho com mecanismos (11 %).

Os números acima indicam que, para além da causa comum dos trabalhos subterrâneos (desmoronamento de rochas), a segurança dos trabalhos de abertura de poços é determinada principalmente pela organização adequada dos trabalhos - com sinalizações e acções bem marcadas dos trabalhadores. Por conseguinte, este aspeto é considerado na carta de afundamento de poços, especialmente no que diz respeito ao seguinte:

- A espessura dos pilares de minério que restam;

- A espessura do suporte de parede instalado;
- A qualidade do betão de suporte das paredes
- Trabalho com balde de elevação, etc.

A prevenção de acidentes e a segurança na escavação de poços podem ser alcançadas através dos seguintes meios:

- O controlo constante do estado das rochas do muro e do suporte (temporário ou permanente);
- A avaliação constante da agressividade da água sobre o material de suporte da parede (efectuada pelo menos duas vezes por ano);
- A maior parte dos trabalhos de afundamento de poços deve ser efectuada em série;
- São preparadas cartas especiais para a montagem de poços de minas;
- O restauro do suporte da parede é efectuado em secções, começando pela parte superior e avançando para baixo;
- Devem ser instaladas plataformas e protecções de proteção para todos os trabalhos;
- Os trabalhos de aprofundamento do poço devem ser efectuados sob as instalações do teto de segurança das obras.

4.5 A segurança das bancadas de pedreiras e dos aterros de rocha

Determinado pelos seguintes factores:

- A disposição dos planos das rochas e a estratificação das fissuras;
- O ângulo de rotura natural das rochas;
- A profundidade da exploração mineira;
- O tipo de equipamento de carga;
- Altura da bancada;
- A saturação de água nas rochas; etc.

Os parâmetros de trabalho que garantem a estabilidade e a segurança das rochas são determinados pela tecnologia. As medidas para a prevenção do colapso dos flancos e bancadas das pedreiras são:

- Colocação de bancadas perpendiculares aos planos principais de estratificação das rochas e às direcções das fissuras;
- Para as bancadas de trabalho, o ângulo de inclinação-α deve ser superior ao ângulo

de rotura natural das rochas-ψ, nas bancadas de não trabalho ɑ ≈ ψ.

O ângulo-ɑ necessário (dependendo da composição das rochas) é dado na (tabela 4.1, onde *B* - o ângulo de inclinação dos flancos da pedreira.

Table 4.1

Rocks	ɑ on working bench, deg	ɑ on non-working bench, deg	*B* for depth, deg.	
			up to 90 m	up to 300 m
Monolith, spalled	up to 90	75-80	60-70	50-55
Volcanic, spalled	70-80	70-75	50-60	45-50
Spalled sedimentation	60-70	60-65	45-50	35-45
Semi-spalled and dry sandstone	45-60	40-50	30-45	25-35
Sandstone-clayish	35-45	25-45	20-30	-

Em depósitos de placer: Em rochas secas ɑ não deve ser superior a 450 e em rochas húmidas ɑ não deve ser superior a 300.

- Para trabalhos manuais realizados em rochas húmidas, a altura da bancada (h) não deve ser superior a 2-3 m e, para trabalhos com escavadoras, não deve ser superior à altura da escavação;
- Para as pás eléctricas, - o ângulo de (a) para o banco de trabalho não deve ser superior a 80 ;^{0}
- Para escavadora rotativa (de rodas): 650 (min 45-500);
- Para escavadora multibetão: min 30 .^{0}

Para uma escavadora de caçamba única em rochas duras, a altura da bancada não deve ser superior a 1,5 m acima da altura da pá; em rochas moles, a altura da pá + 1,5 m.

É efectuada a desidratação preventiva e corrente das rochas através de aterros, furos de desidratação e valas de encosta.

No combate aos deslizamentos de terras, o ângulo (a) é reduzido em 5-10^0 nas rochas encharcadas. O ângulo *(B)* é reduzido em 3-5^0 por cada 100 m de intervalo de profundidade e os pisos de aterro são reforçados com a ajuda de estacas, suportes de parede e âncoras.

4.6 Segurança da ventilação

A construção da maioria das estruturas de ventilação está frequentemente associada ao perigo de ocorrência de concentrações explosivas de metano, poeiras ou gases. Além disso, os trabalhos de construção de estruturas de ventilação são geralmente manuais, o que os torna ainda mais inseguros.

Na prevenção da explosão de metano durante a supressão de incêndios, utilizando o método de localização do local de ignição, as barreiras anti-fogo são erguidas à distância.
As barreiras corta-fogo também são erguidas para suprimir explosões de metano, poeiras ou ar choques de explosões de produção maciça. Estas barreiras são relativamente mais complexas e devem ser tomadas precauções adicionais durante a sua montagem, uma vez que esta é efectuada quando as equipas de salvamento estão a proceder à liquidação do acidente. A fim de garantir a segurança da montagem, as posições exactas para a montagem das barreiras de paragem são estabelecidas nos planos de montagem das estruturas de ventilação. Os materiais e os instrumentos para a montagem das barreiras de paragem já devem estar instalados nos locais de montagem estabelecidos.

4.7 Segurança no transporte e elevação de minas

De um modo geral, o traumatismo no transporte e no levantamento de minas é ainda relativamente elevado (no transporte, cerca de 10 a 15%, e no levantamento, cerca de 5% do total da produção). Isto explica-se não só pelo facto de o transporte estar associado ao movimento de mecanismos a céu aberto, mas também pelas condições de sobrelotação do seu funcionamento nas minas subterrâneas.

Causas de traumatismo no transporte ferroviário em minas

A distribuição percentual dos traumas de acordo com as suas causas no transporte ferroviário é a seguinte Quase 50 % - vias férreas defeituosas, mudança de via e sujidade nas cabeceiras; 25 % - comboios defeituosos; 10 % - ausência de desobstruções e cabeceiras defeituosas; 7 % - excesso de velocidade; 3 % - paragem - libertação em movimento; 2,5 % - colisão com outros comboios; 1,5 % - iluminação e sinalização deficientes; 1,5 % - ausência de corredores.

As causas dos traumatismos no transporte em pedreiras

A distribuição dos traumas de acordo com a sua origem no transporte de pedreiras é a seguinte 70 % - o caminho de ferro; 27 % - camiões; 3 % - transportadores.

A maioria dos traumatismos ocorridos no transporte ferroviário de pedreiras deve-se às seguintes razões:

- Comboios que circulam sobre pessoas;
- Paragem - libertação do movimento;
- Acções incompatíveis dos maquinistas e dos cabrestantes - libertadores;
- Colisão de comboios;
- Comboios que saem dos carris, etc.

Formas de redução de traumas no transporte em minas

- Desenvolvimento de esquemas de transporte óptimos: esquemas com uma gradação reduzida e um número mínimo de transferências de carga;
- Esforço para conseguir o transporte completo de transportadores e o transporte dos trabalhadores de e para o seu local de trabalho;
- Para o transporte ferroviário, é necessário liquidar o inchaço das rochas, controlar o balastro, a presença de travessas, barras e parafusos;
- As águas devem escoar através de sulcos e não devem inundar as cabeceiras;
- São construídas reentrâncias para as pessoas se refugiarem para se protegerem contra as embarcações de transporte em movimento, especialmente nos locais onde existem comutadores;
- As peças da locomotiva devem estar em ordem;
- No desenvolvimento de um talude, a sua área de secção transversal deve ter uma reserva para o assentamento de rochas de parede, que também depende do método de extração, variando entre 0,3 e 0,6 da espessura do talude explorado.

As causas dos traumatismos de elevação

- Embarcações encravadas no veio;
- Rutura dos cabos de elevação ou dos dispositivos de ligação;
- Cair em poços,
- Choques de objectos durante a inspeção de poços ou a colocação rígida da gaiola da mina na gaiola de aterragem, etc.

As modalidades de segurança no trabalho de elevação

Verificação de acompanhamento do posicionamento correto das gaiolas e dos cabos de elevação no poço, da velocidade de elevação, das roldanas, das grelhas de proteção nos territórios de embarque e no fundo do poço com a máquina de elevação e da operacionalidade dos travões de trabalho e de proteção.

4.8 Segurança na superfície da mina

Inclui as instalações de britagem - seleção e preparação e os complexos tecnológicos da mina.

Nas plantas, os traumas ocorrem durante a execução das seguintes tarefas:

- Receção e descarregamento de matérias-primas - 17 %;
- Seleção e trituração - 6 %;
- Carregamento e manutenção do produto em armazém - 33 %;
- Máquina de tratamento de minério - 18 %,
- Manutenção de rochas estéreis e lodo no armazenamento e contenção da barragem de rejeitos - 5 %;
- Outros - 7 %.

A distribuição dos traumas por processos individuais nas plantas é a seguinte:

- Transporte dentro da fábrica - 28 %;
- Peças de máquinas rotativas - 22 %;
- Corrente eléctrica-15 %;
- Quedas de pessoas em altura-13 %;
- Pessoas enterradas nos contentores durante a limpeza - 9 %,

- Queda de objectos sobre pessoas - 7 %;
- Incêndios e explosões - 3 %;
- Outros - 17 %.

Medidas de segurança contra traumatismos na indústria de extração de minério

- Blindagem fiável dos mecanismos de trabalho e das aberturas;
- Corresponder à realização de trabalhos de reparação,
- Demarcação clara das zonas de perigo;
- Sinalização fiável (incluindo o dispositivo de rearranque dos mecanismos);
- Boa iluminação (especialmente nos silos);
- Escadas em bom estado de conservação e limpeza da casa.

Causas dos traumatismos à superfície das minas subterrâneas e das pedreiras traumatismos

- Trabalho no interior de edifícios e estruturas tecnológicas - 30 %,
- Carregamento de minério nos silos - 14 %,
- Seleção e amostragem de rochas - 11 %,
- Manutenção de madeira em armazém - 10 %;
- A retenção de pedras no aterro - 10 %;
- Andar sobre carris - 5 %,
- Trabalho em máquinas-ferramentas nas oficinas mecânicas - 5 %,
- Manutenção do carvão em armazém - 3 %,
- Outros - 12 %.

Medidas de segurança contra traumatismos na superfície da mina

- Mecanização da troca de vagões;
- Aplicação de sinalização bidirecional;
- Cobertura dos silos e fossas com grelhas de malhagem não superior a 300 x 400 mm;
- Interromper a circulação dos comboios em caso de trovoada;
- Utilização de uma combinação geral e local de métodos de iluminação;

- Controlo permanente das fissuras na crosta terrestre, a fim de evitar fugas de metano para os edifícios e outras estruturas à superfície.

CAPÍTULO 5

5. Auto-inflamação do minério e incêndios em minas

5.1 . Introdução

Os efeitos económicos adversos dos incêndios em minas incluem as perdas decorrentes do seguinte:

- A destruição de minério valioso;
- O custo da extinção de incêndios;
- O custo da restauração das rubricas a partir daí;

Embora seja muito difícil prevê-los, as erupções de incêndios em minas podem ser minimizadas através da implementação de várias medidas preventivas nas indústrias mineiras. As mais importantes são os métodos de supressão de incêndios, cuja aplicação depende das condições concretas, das caraterísticas dos incêndios e das medidas para a sua liquidação.

5.2 A classificação dos incêndios em minas

Incêndio em minas - é o incêndio nas cabeças das minas e na sua superfície próxima. O fogo à superfície é considerado um fogo de mina se os seus produtos puderem entrar num poço ou numa pedreira através da corrente de ventilação.

A eficácia do combate aos fogos de minas depende essencialmente da correta formulação da sua classificação (tab.5.1.).

Todos os incêndios podem ser caracterizados da seguinte forma:

- Ativo ou passivo;
- Exterior e concentrado;
- Profundas e muito dispersas.

Quadro 5.1. Classificação dos fogos de minas

No f-f	Classification snack	No f-f	Fire listing (burning object)	The condition of object
1	External fire (Exogenous)	1	Wall support lining.	-
		2	Lubricants.	-
		3	Electrical equipment.	-
		4	Building, structure and others.	-
2	Internal fire (Endogenous)	1 2	Coal Sulfurs & sulfide ores	Massif (in-situ); Milled & mined ores

Os incêndios endógenos nas minas de carvão constituem 55-60% do número total de incêndios em minas. No entanto, os incêndios exógenos são mais perigosos devido à sua erupção súbita. As ignições dos incêndios endógenos são geralmente descobertas mais cedo, permitindo a aplicação atempada de medidas de segurança.

5.3 Condições de deflagração de incêndios em minas

5.3.1 Incêndios exógenos

As principais causas de erupção de fogos exógenos são:

- Corrente eléctrica (65-70 %);
- Explosões de gás e poeiras (10-15 %);
- Trabalhos de decapagem, calor proveniente da fricção de peças móveis de mecanismos, trabalhos de soldadura, fogo aberto de máquinas, fumo e outros (15-25 %).

Cerca de 80 % dos incêndios exógenos ocorrem nas faces mineiras e nos cabeços de desenvolvimento. Este facto deve-se à elevada concentração de trabalhos mineiros nesta zona.

Além disso, de acordo com a quantidade de incêndios (cerca de 8%), estes incêndios ocorrem nos poços e fundos de poços. Estes locais caracterizam-se pela presença de uma grande quantidade de equipamentos, que emitem faíscas de ignição perigosas, poeiras e vários fluxos de ar (fresco e trabalhado). As erupções de fogo neste local podem levar ao capotamento (inversão) das correntes de ventilação e à acumulação de gases perigosos em toda a atmosfera da mina.

As erupções de incêndios exógenos na superfície da mina podem ocorrer devido a causas que são comuns a todos os incêndios. De acordo com a sua perigosidade em caso de erupção de incêndios, os edifícios e estruturas à superfície da mina dividem-se nas seguintes categorias

Categoria A

Quando se trabalha com materiais cuja temperatura de ignição é inferior a 28^0 C. Incluem-se aqui: apartamentos para máquinas de lavar ferramentas, máquinas de perfuração, estações de carregamento de baterias, armazéns e contentores para líquidos facilmente inflamáveis, etc.

Categoria B

Quando se trabalha com fluidos cuja temperatura de ignição vaporosa se situa no intervalo de 28 a 120^0 C. Incluem-se aqui: os edifícios para instalações de tratamento de minério; utilização de equipamento de triagem e trituração de minério; instalações de briquete de carvão; apartamentos de secagem; habitação fechada para instalações de transporte; armazéns de contentores de oxigénio, etc.

Categoria C

Quando se trabalha com fluidos e sólidos de substâncias combustíveis cuja temperatura de ignição é superior a 120^0 C. Incluem-se aqui: Os edifícios no topo dos poços de elevação principais e de apoio; armazéns de bagagem mista; depósitos de carvão; armazéns fechados de carvão, etc.

Categoria D

Na queima de combustíveis sólidos, líquidos e gasosos (oficinas de ferraria, caldeiras e fundições, oficinas de gás e eletricidade, casas para motores de combustão interna e hangares para locomotivas eléctricas, etc.)

Categoria E

Quando se trabalha com substâncias e materiais não combustíveis no estado frio: oficinas mecânicas, armazéns de peças metálicas de máquinas, etc.

5.3.2 Incêndios internos (endógenos)

Os incêndios endógenos ocorrem devido à auto-ignição, isto é, à auto-ignição e ao desenvolvimento de reacções de oxidação no interior do minério. São auto-inflamáveis os carvões, os minérios sulfetados e os xistos carbonosos e argilosos.

Processo de autocombustão

É o aumento natural da temperatura, resultante do desenvolvimento de reacções oxidantes, transformando-se em combustão à temperatura crítica de tc = 70 - 80^0 C. A concentração dos produtos químicos resultantes de co2, CO, N2 e vapor de água define a fase de auto-combustão do minério. De acordo com a teoria de Veselowski, a auto-combustão é o resultado de quatro processos oxidantes (dig

5.1) (i) A temperatura baixa; (ii) A temperatura média; (iii) A ignição;
(iv) A combustão.

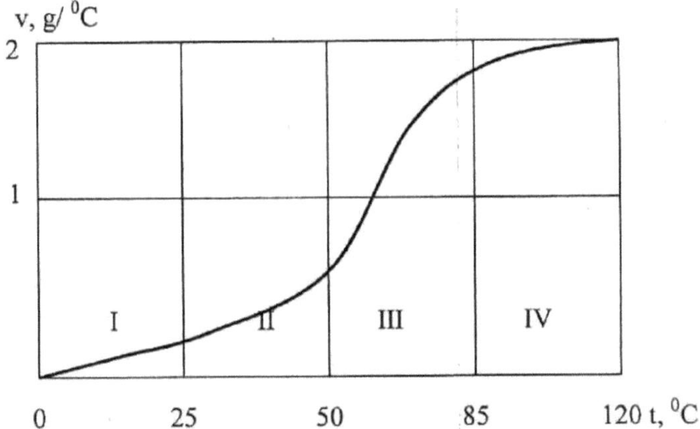

Dig 5.1. Dependência da velocidade de auto-combustão (v, $g/^0$ C) da oxidação do carvão com a temperatura de aquecimento do carvão (t,^{0} C)

- No processo de oxidação a baixa temperatura (zona I) t = 25^0 C, o calor formado dissipa-se rapidamente;
- Na temperatura média, processo de oxidação (zona II), está a ocorrer um maior auto-aquecimento consequente à quebra da camada oxidante;
- No processo de combustão (zona III), o aumento da absorção de oxigénio aumenta a queda de pressão e o fluxo de ar. A concentração de substâncias voláteis (CO e H_2) aumenta e o processo de auto-aquecimento é mais rápido;
- Na combustão (zona IV), a concentração de voláteis na superfície atinge o limite e surge a chama. A oxidação dá-se apenas por CO_2 e H_2O.

Tendência dos diferentes minérios para a auto-combustão

Os minérios têm diferentes tendências para a auto-combustão, determinadas pela espessura das camadas e camadas de minério, pela junção, pelo grau de metamorfismo e pela profundidade de extração.

A tendência para a autocombustão é caracterizada pelo facto de a temperatura de ignição baixar em resultado da oxidação preliminar do carvão.

- Para os carvões que não têm tendência para a auto-combustão, a temperatura de ignição não desce mais de 8^0 C.

- Os carvões muito susceptíveis de auto-combustão, a temperatura de ignição desce mais de 25^0 C.

Com base na sua tendência para a auto-combustão, todos os carvões são divididos em quatro grupos:

Grupo I: o mais perigoso;
Grupo II: perigoso;
Grupo III: menos perigoso;
Grupo IV: não é perigoso.

5.4. Prevenção e controlo de incêndios em minas

Prevenção e/ou controlo de incêndios em minas - é o conjunto de medidas de deteção e limitação do seu agravamento. A prevenção e/ou controlo de incêndios em minas é uma das principais actividades da indústria mineira, na qual estão envolvidas todas as subsecções da indústria, incluindo as unidades especializadas de salvamento em minas.

Medidas de prevenção e/ou controlo de incêndios em minas

As medidas de prevenção de incêndios em minas são classificadas como medidas técnicas de extração e medidas anti-incêndio.

Acções técnicas de mineração

As medidas técnicas de exploração mineira visam a eliminação das possibilidades de erupção de incêndios através da seleção precisa dos parâmetros e métodos de exploração mineira, incluindo:

- Otimização da velocidade de avanço/retrocesso da face;
- Normalização rigorosa das perdas de carvão na mina;
- Dividir o depósito da mina em secções que possam ser facilmente isoladas do impacto de uma erupção de fogo numa ou em várias delas;

- Enchimento de espaços minados;
- Isolamento das jazidas de carvão e desassoreamento/esvaziamento/esmagamento das minas

aberturas.

A minimização da quantidade de carvão deixada nas aberturas das minas reduz a sua tendência para a auto-ignição. As perdas de carvão nas aberturas das minas devem ser cuidadosamente isoladas. Um dos métodos mais eficazes para o isolamento do espaço minado é a alimentação de pasta de lavagem feita de água, areia e argila, seguida de sangria da água (batida) e vedação de todas as condutas de ar com uma mistura de partículas sólidas (dig. 5.2).

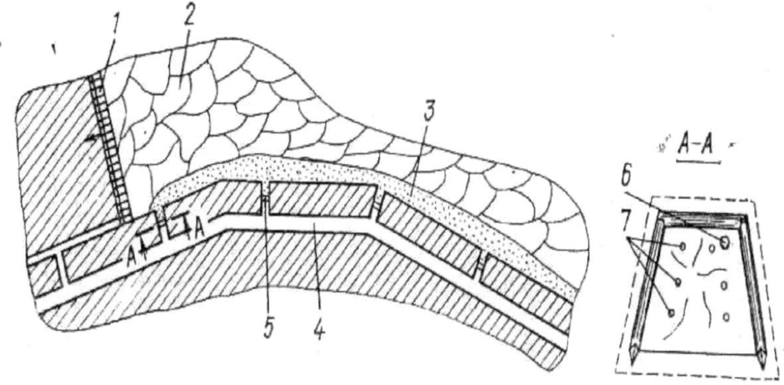

Dig. 5.2 O esquema de isolamento da secção de uma abertura minada

1 - face de extração do carvão; 2 - espaço minado; 3 - faixa de selagem; 4 - deriva de transporte; 5 - vedante de ar; 6 - conduta de alimentação/deslizamento/lavagem da pasta; 7 - condutas para drenagem de águas paradas.

No isolamento preventivo do espaço minado através do desbaste da pasta, é muito importante observar o seguinte:

- A sequência de tratamento da face minada;
- A composição e a consistência da pasta;
- O regime de polpa de celulose;
- A desidratação da pasta.

A polpa é normalmente introduzida a partir do nível de ventilação, mas, no caso de veios que mergulham suavemente, a polpa pode ser introduzida no sentido ascendente a partir do nível inferior. Para profundidades pouco profundas, a polpa pode ser introduzida a partir da superfície. Os tubos de descarga são colocados em selos de água situados nos cabeçalhos de corte (escavação 5.2, 6). Um dos tubos (6) destina-se à alimentação da pasta e os outros (7) à desidratação.

A composição da pasta inclui o seguinte:

- Fracções argilosas (55 %);
- Fracções de arenito (20 %);
- Fracções arenosas-argilosas poeirentas (25 %).

A razão entre as fracções sólidas e a parte líquida é:

- Hora de verão 1:5;
- Tempo de inverno 1:10.

O regime de trituração da pasta é o seguinte

A alimentação da pasta é efectuada num ou dois turnos e a decantação da parte sólida é efectuada num turno.

- O período de assentamento é necessário não só para permitir a selagem de fissuras e outras condutas de ar, mas também para a possibilidade de ter de alimentar uma porção adicional de pasta;

- Durante o período de assentamento, a quantidade de água escoada é rigorosamente contabilizada, de modo a evitar a acumulação de água nas aberturas de extração.

O material para a trituração deve ser facilmente solúvel em água, de sedimentação rápida, com um mínimo de partículas à deriva e sem um teor de substâncias voláteis.

Otimização da velocidade de avanço/retrocesso da face

A otimização da velocidade de avanço/retrocesso da face tem em consideração que a temperatura de ignição dos fogos endógenos cresce até ao valor de autocombustão num intervalo de tempo definido. Isto permite evitar que os processos oxidantes evoluam para a autocombustão na extração acelerada de carvão realizada com recurso a máquinas de extração contínua altamente produtivas.

Dividir o depósito da mina em secções facilmente isoláveis

São necessárias secções de minas facilmente isoladas para a rápida instalação de portas anti-fogo entre elas e para a localização do fogo, caso este surja numa delas.

Enchimento de espaços minados

O enchimento de aberturas de minas, especialmente as completas, desempenha, tal como a escavação, as funções de vedação. Simultaneamente, suporta o teto e, por conseguinte, protege, em certa medida, os pilares de carvão do esmagamento e da auto-ignição. É efectuada de modo a que as fissuras resultantes do esmagamento dos pilares de carvão não sejam penetradas pelo ar e provoquem a oxidação do carvão.

As principais formas de isolamento dos pilares

- Arredondamento e reforço de pilares com suporte de madeira;
- Revestimento das paredes dos pilares com argilas resistentes ao fogo, escórias, cimento e cal viva;
- Bombear para os pilares de carvão solução de cimento, cal viva, cloreto de cálcio, ou seja, material que não permite que as reacções de oxidação tenham lugar - inibidores ou ela, agentes retardadores - anti-piroxenos.

- Gomagem da superfície dos pilares de carvão, ou seja, revestimento com material de resina, que contém 60 % de ar para impedir a penetração de ar no pilar de carvão.

Medidas anti-incêndio

As medidas anti-fogo para a prevenção de incêndios de minas incluem o seguinte:

- Equipamento anti-fogo;
- sinalização de incêndios e cumprimento das regras de segurança em matéria de prevenção de incêndios exógenos.

Sinalização de incêndios

Trata-se de um conjunto de dispositivos técnicos utilizados para a deteção de incêndios e para a emissão de sinais de alerta em relação ao local da sua deflagração. As minas estão equipadas com sinalização de incêndio sonora, telefónica e eléctrica. Por exemplo, em resposta à erupção de um incêndio, um dispositivo de comunicação de alto-falante à prova de faíscas envia sinais luminosos ou acústicos para o superintendente da mina e, a partir da superfície da mina, uma assinatura: - sobre medidas de segurança, - organização da evacuação das pessoas, receção de anúncios e envio de instruções para as chefias da mina, gravadas num gravador de fita magnética. A emissão de sinais de aviso sobre a erupção de um incêndio na mina também pode ser efectuada com a ajuda de substâncias aromáticas, introduzidas nas correntes de ar da mina através das condutas de ar comprimido ou das longas condutas da mina. Após 10 a 15 minutos, o cheiro gerado será sentido em toda a mina como um aviso da erupção do incêndio.

Medidas de prevenção contra incêndios exógenos

As medidas utilizadas para a prevenção de incêndios exógenos são as seguintes

- Respeitar as regras de armazenamento e manuseamento de explosivos, produtos de madeira, lubrificantes combustíveis, fluidos facilmente inflamáveis, realização de trabalhos com equipamento elétrico e de gás, compressores, etc,
- As indústrias mineiras têm pessoas responsáveis pela segurança contra incêndios nas secções mineiras, edifícios, etc.

O órgão estatal anti-incêndio

As responsabilidades do órgão estatal de combate a incêndios no controlo da segurança contra incêndios e das suas filiais locais são as seguintes

- *) Preparação e divulgação de regras, instruções e normas técnicas em matéria de segurança contra incêndios;*
- *) Controlo do cumprimento das medidas anti-incêndio;*
- *) Coordenação dos trabalhos conjuntos das organizações de combate a incêndios na utilização de meios técnicos de combate a incêndios e acidentes;*
- *) Verificar o cumprimento dos requisitos e normas de segurança contra incêndios por parte das entidades projectistas e construtoras;*
- *) Avaliação dos projectos por tipo de equipamento anti-fogo;*
- *) Controlo e verificação da capacidade de combate das organizações anti-incêndio e do equipamento utilizado para a supressão de incêndios nas indústrias.*

Os órgãos estatais de luta contra os incêndios têm poderes para fazer o seguinte

- Investigar o estado da segurança contra incêndios nas indústrias;
- Acionar judicialmente as pessoas responsáveis pela violação das normas e regulamentos relativos à segurança contra incêndios;
- Encerrar as actividades das indústrias que não cumpram os requisitos em matéria de segurança contra incêndios.

5.5. Métodos de deteção de incêndios em minas

Os principais sinais de erupção de um incêndio numa mina são o aumento do teor de CO e a diminuição do teor de O_2 na atmosfera da mina.

Os métodos utilizados para a deteção de incêndios são: fisiológico, químico-analítico, por impulso de metano, aerofotográfico, mineralógico e estatístico.

Método fisiológico

Este método é o mais simples, mas o menos preciso, na deteção de incêndios em minas. Baseia-se no estabelecimento de sinais de erupções de fogo, categorizados como visuais e de efeito direto no ser humano, com a ajuda dos órgãos dos sentidos humanos.

O método fisiológico de deteção visual de incêndios:

Pode ser realizada com base no aumento da humidade (aparecimento de nevoeiro e transpiração), na temperatura do ar e da água da mina e no aparecimento de odores a fogo (nas minas de carvão - cheiro a fumo, querosene, gasolina, bem como resinas resultantes da destilação do carvão seco). A sensação pessoal de ocorrência de fogo é causada pela ação do CO e da sua combustão gradual no organismo humano.

Método químico-analítico de deteção de incêndios

O método baseia-se na análise de amostras de ar recolhidas nas secções da mina. O principal gás indicador de incêndio numa amostra de ar é o CO. Se a concentração de CO por volume for constante - 0,01% nas amostras de ar recolhidas em intervalos de tempo de três horas durante o período de um dia, significa que o fogo começou na secção da mina.

O CO é detectado mais cedo do que os outros produtos de oxidação. Quando a temperatura já é de +21^0 C, utilizando métodos condutores-métricos e cromatográficos é possível detetar a concentração de CO dentro de limites de 0,002 %. O CO e o H2 são medidos diretamente na mina com a ajuda de um analisador de gás cromatográfico. Diapasão de medição: 0-0,005 %; 0-0,1; 0-0,25; 0-0,5 %; tempo de análise - 5 minutos; peso do instrumento - 8 kg.

O método químico-analítico de deteção de incêndios inclui também a análise dos coeficientes de incêndio R1, R2 e R3:

$$R_1 = [+ CO_2 / - O_2] \times 100 \qquad 5.1$$

Em que: + CO_2 - o incremento de dióxido de carbono no ar da mina devido à erupção do fogo; - O_2 - decréscimo de oxigénio no ar da mina.

$$R_2 = [+ CO/ - O_2] \times 100 \qquad (5.2)$$

Onde: + CO - o aumento do monóxido de carbono

$$R_3 = [+ CO/ + CO_2] \times 100 \qquad (5.3)$$

As equações acima mostram que os coeficientes de incêndio representam as relações entre CO2, CO e O2. Isto foi feito para evitar a flutuação do fluxo de ar durante a erupção do fogo.

Método de deteção de incêndios por impulso de metano

Neste método, o fogo é detectado de acordo com o crescimento acentuado do impulso da capacidade de gás numa secção da mina, quando comparado com dias normais. A base do método inclui o aumento da tração do ar para o centro da combustão espontânea, como consequência da oxidação, que, por sua vez, leva ao aumento do metano numa secção da mina. Os índices mais precisos são os impulsos de metano estabelecidos durante os dias em que a extração de carvão não está a decorrer e não está a ser gerado gás adicional a partir do carvão.

Método de deteção física de incêndios

Este método baseia-se na previsão do fogo de acordo com a temperatura ou o potencial elétrico das rochas ou do ar da mina, bem como na previsão dos indicadores das radiações de calor <<quanta>>. Os resultados das medições são traçados sobre um plano ou secção transversal vertical de modo a obter as linhas - contornos de igual temperatura ou potencial. O aparecimento das linhas (isotérmicas ou geo-isotérmicas, etc.) de perturbação são as indicações da possível presença de uma erupção de fogo.

Método mineralógico de deteção de incêndios

O método baseia-se no aparecimento de novas formações minerais nas águas da mina, devido à erupção do fogo, especialmente na extração de minérios de sulfureto. Erupções de

Os incêndios nestas condições podem produzir até 20 novas combinações de minerais. A composição química da água que escorre das aberturas das minas de pirite é determinada pela composição mineralógica das rochas, bem como pelos processos químicos que nelas ocorrem. A uma temperatura elevada, a água torna-se altamente oxidada e com uma concentração elevada de ácido sulfúrico e de vários metais, tais como Cu, Fe, etc. O aumento de ácido sulfúrico (livre ou combinado) ocorre dentro dos limites de 0,05 a 30-50 gm/lit, ferro (0,09-33) gm/tt, e cobre-0,02-8 gm/ft.

Método de deteção de incêndios por aerofotografia

O método baseia-se na deteção de erupções de fogo nas fotografias tiradas de aviões no diapasão infravermelho com um comprimento de onda de 1,5 a 2 mm. O estudo dos objectos neste diapasão é altamente diferenciador. A interpretação (abertura) das fotografias permite identificar até os fogos exógenos ocultos.

Método estatístico de previsão de incêndios

Este método consiste no tratamento dos dados reais disponíveis sobre os incêndios com a ajuda de equações de correlação múltiplas. Por exemplo, para as minas de carvão subterrâneas da bacia de Donesk, a equação tem a seguinte forma

$$Y = X_1 + X_2 + X_3 + X_4 + X_5 + X_6 + X_7 + X_8 + X_9 + X_{10} + X_{11} + X_{12} + \\ + X_{13} + X_{14} - X_{15} - X_{16} + X_{17} \quad (5.4)$$

Onde: X_1 - a atividade química dos carvões; X_2 - o ângulo de inclinação do veio; X_3 - espessura do filão; X_4 - profundidade; X_5 - quantidade de água que escorre das aberturas minadas; X6 - avanço da face; X7 - depressão da secção; X8 - método de suporte do teto; X9 - caraterística da rocha hospedeira; x_{10} - método de extração; x_{11} - causas das perdas de carvão no espaço minado; x_{12} - marca do carvão; x_{13} - tempo de erupção do fogo durante o ano; x_{14} - sequência da extração de carvão de uma produção

secção; X_{15} - o esquema de ventilação de uma secção da mina; X_{16} - o esquema de ventilação da mina; X_{17} - o tempo de erupção do fogo durante um mês.

A erupção de um incêndio numa mina é possível se a equação normal (y) for cumprida. Os dados de entrada foram retirados de 41 incêndios na bacia carbonífera de Donesk. O coeficiente de correlação múltipla para a equação (5.4) r = 0,774, significância por critério Fisher (F) $F_{com} > F_{tab}$ (2,23 >2,02), por critério Student (t) para o grau no. 40 com a probabilidade p = 0,95 $t_{com} > t_{tab}$ (9,45 > 2,05).

5.6. Métodos de supressão de fogos de minas

Todos os métodos de supressão de fogos de minas são classificados em quatro grupos:

(i) Ativa (com a ajuda de água, substâncias químicas, espuma, pó, etc.);
(ii) Abater a fonte de ignição;
(iii) Isolamento da fonte de ignição;
(iv) Combinação de qualquer um dos métodos acima referidos.

Método ativo de supressão de incêndios

Neste método, a supressão do fogo é realizada através da ação direta da água, espuma ou poeira no centro da erupção do fogo, com o objetivo de o suprimir e parar a reação de oxidação. Este método aplica-se principalmente a incêndios exógenos. É um dos métodos eficazes e, em comparação com os outros, é o mais económico na liquidação da erupção do fogo. Ao extinguir o fogo com este método, é possível observar confortavelmente o progresso da supressão do fogo e, na liquidação do efeito residual, a utilização deste método requer um mínimo de trabalhos de restauração. A água é um dos agentes mais utilizados para a extinção de incêndios exógenos porque tem as seguintes vantagens

- Boa cabeça (pode esmagar a chama);
- Arrefecimento efetivo da superfície quente (529 kcal na evaporação de 1 pé de água);

- Bom isolamento do centro de erupção do fogo do acesso do oxigénio (O_2) pelo vapor de água em formação (1 litro de água produz cerca de 1700 litros de vapor);
- A possibilidade de supressão de incêndios a grande distância através de um jato de água dirigido.

As desvantagens da água como agente de supressão de incêndios são:

- A água não é aplicável na supressão de incêndios, que estão associados a fluidos quentes e facilmente inflamáveis, uma vez que o fogo aumentará à medida que o fluido quente se desloca sobre a superfície da água;
- Não é aplicável para extinguir incêndios em instalações eléctricas, porque a água é um bom condutor elétrico;
- É possível decompor-se em H2 e O_2, formando uma mistura explosiva;
- É proibido dirigir um jato de água fino sobre o centro de ignição do fogo;
- Enfraquecimento e lavagem de rochas durante o exercício de supressão de incêndios à base de água - suscetível de causar instabilidade e colapso das cabeceiras.

Para aumentar a capacidade térmica e o desenvolvimento de camadas de proteção na superfície, são adicionados à água inibidores como $NaHCO_3$, NACL, Na_2CO_3, $CaCL_2$, Ca $(OH)_2$, etc.

Supressão de incêndios com espuma

- A espuma é um dos meios mais eficazes de supressão de incêndios devido à sua baixa condutividade térmica e densidade volumétrica;
- A espuma arrefece a superfície quente com relativa rapidez e isola-a de forma fiável do acesso ao O_2;

Caraterísticas da espuma

A espuma é classificada como química ou ar-mecânica, que é formada com a ajuda de geradores de espuma:

(a) Espuma química

Trata-se de uma emulsão de CO_2 numa solução aquosa de sais minerais, juntamente com geradores de espuma;

(b) Espuma ar-mecânica

É uma emulsão de ar em solução aquosa juntamente com geradores de espuma.

As caraterísticas da espuma são o rácio de multiplicidade e a estabilidade da espuma:

(c) Multiplicidade da espuma

É a relação entre o volume de espuma e o volume de líquido gerador de espuma. A multiplicidade da espuma pode variar entre 800-1000 e 100000 ou mais;

(d) Estabilidade da espuma

É o intervalo de tempo durante o qual a massa volúmica formada não se desintegra no ar. A espuma é considerada estável se, no momento da formação, se desintegrar apenas 20 %.

Substâncias químicas de combate a incêndios

As substâncias químicas utilizadas na aplicação do método ativo de supressão de incêndios são o brometo de metileno, o tetrafluorometano, o dióxido de carbono, etc. Estas substâncias geram componentes supressores de fogo, que têm um efeito ativo de paragem do fogo. A aplicação de substâncias químicas tem um efeito significativo na redução do intervalo de tempo necessário para a supressão do fogo. Na maioria dos casos, a aplicação de substâncias químicas permite evitar a explosão de metano.

Substâncias inertes à combustão

As substâncias não combustíveis incluem: areia, argila, terra, poeiras inertes e outras. Estas substâncias destinam-se ao assoreamento, à lavagem, à descarga, etc. em minas de carvão e ao enchimento de areia em minas de metal. As partículas das substâncias inertes não estão bem ligadas entre si, mas a sua utilização é simples e segura. A sua utilização é altamente eficaz na extinção de fluidos facilmente inflamáveis e equipamento elétrico.

Aplicação de agentes activos em ignições de incêndios

A aplicação de agentes activos nos focos de incêndio é feita com a ajuda de bombas, extintores, geradores de espuma, etc.

Aplicação de água em erupções de fogo

A água é normalmente fornecida com a ajuda de uma mangueira de combate a incêndios de alta pressão. Em situações em que a torneira de água de emergência não está disponível, a mangueira com as peças de extensão deve ser ligada a uma conduta anti-incêndio utilizando uma broca de ejeção mecânica ou uma pistola de hidrante que permite cortar a conduta em qualquer posição e efetuar a extinção do incêndio utilizando água. Nas fases iniciais da erupção do fogo, os meios mais eficazes de supressão do fogo são os extintores de espuma química: Alcalino-ácido, ácido carbónico, bromo etileno, pó, etc. O esquema dos extintores de incêndio químicos/espuma/escafandro está ilustrado na dg. 5.2. O esquema do extintor de pó está ilustrado na escavação. 5.3. É utilizado para reforçar a proteção anti-fogo das máquinas de minas em movimento.

Extinção do incêndio através do abate da fonte de ignição

É um dos métodos eficazes, especialmente na extinção de erupções de fogo exógeno. O fogo é apagado e o espaço é coberto com materiais inertes.

Extinção de incêndios por isolamento da fonte de ignição

Utilizado muito raramente porque está associado a custos elevados de recuperação da secção da mina afetada e ao perigo de explosão de metano durante a instalação de vedantes de ar. É um dos métodos mais eficazes para a extinção de incêndios exógenos. O isolamento pode ser efectuado para uma secção de mina separada ou para uma mina subterrânea no seu todo. Podem ser utilizadas divisórias para o isolamento de secções individuais da mina. Uma mina inteira pode ser inundada. As divisórias podem ser temporárias, dc longa duração e à prova de ar. Durante a erupção de um incêndio, são utilizadas as primeiras divisórias. São feitas de tábuas, placas, pedras e outros materiais e podem ser com ou sem corte. São instaladas na entrada ou na saída das correntes de secção.

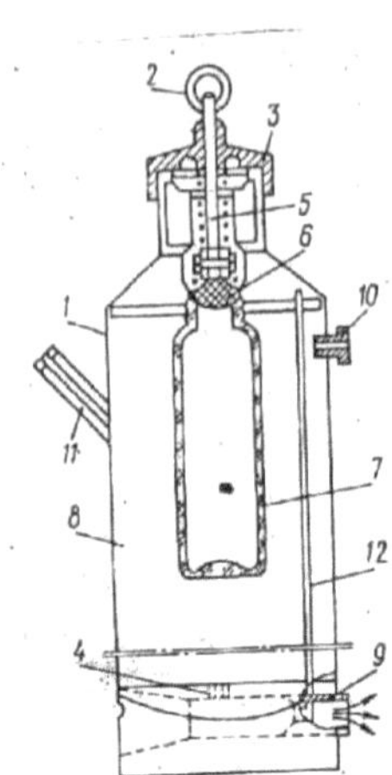

Dig. 5.2. Extintores de incêndio químicos/espuma/eixo: **1-caixa; 2-dispositivo de captura manual; 3-tampa; 4-pulverizador; 5-hélice; 6-plugue; 7-frasco; 8-parte interna da caixa cheia de solução alcalina; 9-extensão; 10-dispositivo de segurança; 11-alça de transporte; 12-tubo através do qual a solução formadora entra na extensão de pulverização**

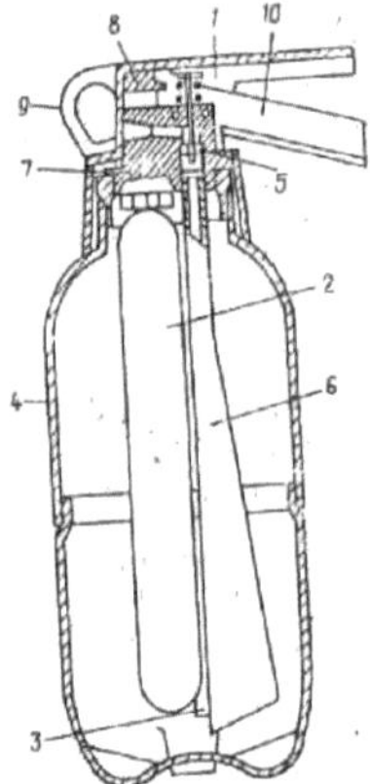

Dig. 5.3. Extintor de pó :

1-libertador - balão cheio de ar comprimido;3-bloqueador;4-caixa;5-válvula;6-tubo de sifão;7-bloqueio de cabeça libertador e-punção-tampa de segurança;10-manípulo

Extinção de incêndios pelo método combinado

Envolve combinações de isolamento e métodos activos, isolamento e equalização de métodos de pressão, etc. A base deste último é a tentativa de conseguir uma redução significativa da aspiração de ar para o espaço atrás das divisórias. A extinção de incêndios em minas através do isolamento e da equalização da pressão é efectuada da seguinte forma:

Quando o fogo irrompe numa secção da mina, de acordo com a escavação. 5.3, são instaladas, em primeiro lugar, as divisórias 1 e 2. Uma terceira divisória 3 é instalada no fluxo de saída, atrás da divisória 1. O ar é então bombeado para o espaço entre as divisórias 1 e 3 até se obter $\Delta P = 0$, de acordo com a equação: $P_1 = P_2 + \Delta P$

Onde, P_1 e P_2 - pressão do ar na secção de erupção do fogo e entre as divisórias 1 e 3; ΔP - Diferença entre as duas pressões consequente à presença de sucção de ar através da secção compartimentada sob fogo.

A quantidade adicional de ar introduzida no espaço fechado através da conduta 1 (figura 5.4) aumenta a pressão, que pode ser regulada com a ajuda da janela 2.

A utilização do método de equalização da pressão permite liquidar o fogo dentro de muito períodos mais curtos.

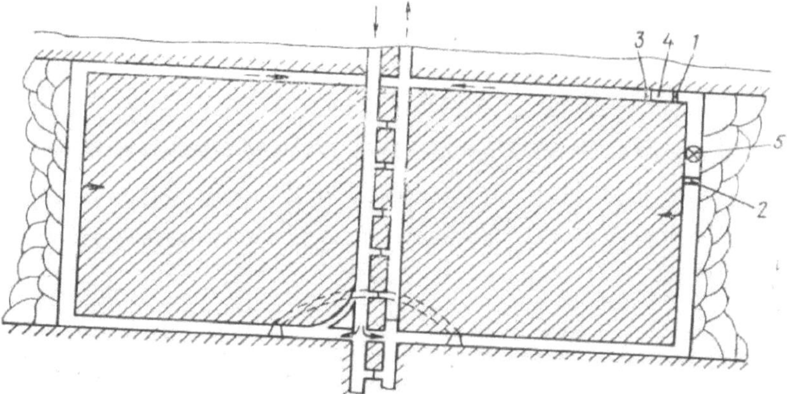

Cova 5.3. Plano da secção da mina com erupção de fogo na face de extração de carvão:

1, 2 - Divisórias anti-incêndio nas correntes de entrada e saída; 3 - terceira divisória; 4- fechadura para equalização da pressão do ar; 5 - erupção do fogo

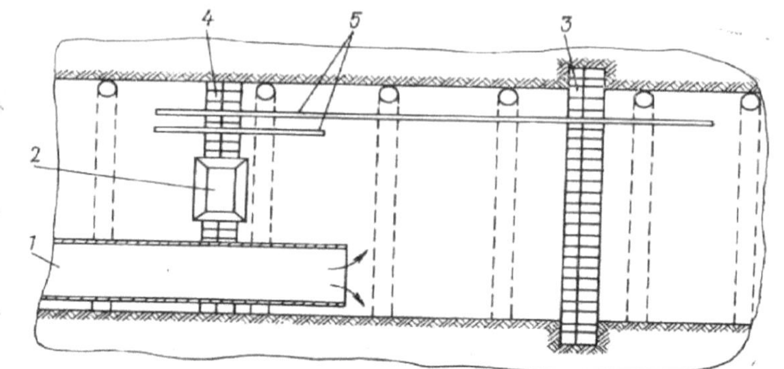

Dig. 5.4. Esquema de instalação de equipamentos na extinção de incêndio subterrâneo pelo método de equalização de pressão:

1 - Tubo de ventilação do ventilador; 2 - Porta de ventilação da terceira divisória; 3 - Divisória no fluxo de saída da secção em chamas; 4 - Terceira divisória de bloqueio;

5-pipelines de depressão-metros

5.7 Os sinais de liquidação do fogo da mina

Os sinais de sucesso da liquidação do incêndio da mina e da reabertura da secção da mina envolvida que se segue são muito importantes, especialmente para as minas que são perigosas em termos de gás, porque os resíduos e as formações de misturas explosivas são bastante possíveis.

Os sinais com base nos quais se julga o êxito da extinção do fogo são

(a) Vestígios ou ausência total de CO nas amostras de ar das minas;

(b) Baixo teor de O_2 nas amostras de ar da mina, de acordo com as seguintes condições: i) 12 % de O_2 indica a ausência de chama no fogo; ii) 5 % de O_2 indica a ausência de madeira em decomposição, óleos, etc.; iii) 2 % de O_2 indica a extinção completa dos fogos endógenos.

(c) Correspondência entre a temperatura das rochas na secção de mina em causa e a temperatura comum para essas rochas em condições normais nessa profundidade.

A inspeção e a reabertura de uma secção de mina que esteve sob fogo são efectuadas sob ordens de trabalho reforçadas do pessoal de salvamento da mina, com um reconhecimento preliminar pormenorizado. A entrada na secção da mina deve ser feita com os cabeçalhos bloqueados.

5.8 Regimes de ventilação aplicáveis em caso de acidente numa mina

Regimes de ventilação - São as manobras com as correntes de ar em cabeceiras que são necessárias para criar as condições favoráveis à evacuação de pessoas, ao retardamento da escalada do acidente, à prevenção da formação de misturas explosivas no ar, à subida da temperatura do ar da mina, ao auto-desencadeamento de correntes, etc.

Os regimes de ventilação aplicáveis são os seguintes

(a) Manutenção da direção da corrente;

(b) Manutenção da direção do fluxo com redução da quantidade de ar;

(c) Manutenção da direção do fluxo com o aumento da quantidade de ar;

(d) Corrente de inversão;

(e) Inversão do fluxo com redução da quantidade de ar;

(f) Inversão do fluxo com o aumento da quantidade de ar;

(g) Fluxo de encurtamento;

(h) Parar praticamente a circulação do ar (ventilação nula)

A implementação de regimes de ventilação é dificultada pelo aparecimento de depressão térmica nos cabeçalhos verticais e inclinados.

Os regimes de ventilação aplicáveis em caso de incêndio

Os regimes de ventilação durante a erupção de um incêndio em minas subterrâneas são determinados pela localização da direção, a capacidade do gás e a ação da depressão natural e do calor.

Para a erupção de incêndios no poço de entrada de ar, no fundo do poço, nos cortes transversais principais e nas galerias, o regime principal é a inversão do vapor de ar, que está principalmente associada à prevenção da deslocação dos produtos gasosos da erupção de incêndios para as faces da mina, onde se encontra o maior número de pessoas. Correspondentemente, para as erupções de fogo nas cabeceiras com as correntes de ar de saída, o regime principal é a retenção das direcções das correntes.

Especificamente, os regimes de ventilação utilizados no sistema de exaustão de ventilação são os seguintes:

Para erupção de fogo no edifício do poço de entrada de ar, no poço ou no fundo do poço:

No caso das minas gasosas que funcionam com o sistema de ventilação por flange, é sempre possível efetuar a inversão do fluxo. Nas minas não gasosas que funcionam com o esquema de ventilação central, é possível a aplicação de outros regimes.

Quando a depressão natural coincide com a direção do fluxo da corrente da mina (+ h_e), é possível aplicar o encurtamento da corrente entre os poços posicionados centralmente. O objetivo do encurtamento da corrente é remover os produtos gasosos do fogo de outras entradas da mina.

Para (-h_e) em minas não gasosas, é necessário aplicar a ventilação zero, que consiste em desligar os ventiladores. A cabeça de pressão dos gases de combustão será criada por depressão natural. Isto pode ser facilitado pela depressão térmica, h_t. No entanto, em caso de erupção de fogo no fundo do poço e de um valor elevado de h_t, o ar quente (quando os ventiladores estão desligados) pode ser forçado em direção à gola do poço de ventilação e virar a corrente de apoio para o poço de entrada. Neste caso, é importante inverter o fluxo e reduzir a quantidade de ar, tendo em conta a ação de apoio da depressão natural. A evacuação das pessoas em caso de deflagração dos incêndios acima referidos é efectuada através dos poços de ventilação.

Para a erupção de incêndios na corta-mato principal e na galeria de transporte

Nas minas gasosas com erupção de fogo a pouca distância do fundo da mina, deve proceder-se à inversão e, consoante a propagação dos produtos gasosos do fogo, variar a quantidade de ar. Nas minas com erupção de fogo perto da superfície de produção, a direção do fluxo no período inicial deve ser mantida como condição para que as pessoas possam sair da mina através do poço de entrada de ar e, em seguida, o fluxo deve ser invertido. Nas minas não gasosas com o esquema de ventilação central, é possível (na fase inicial) encurtar o fluxo e drenar os produtos gasosos do fogo da superfície de produção, invertendo depois o fluxo. Para localizar o fogo, é necessário reduzir a quantidade de ar em frente à erupção do fogo com a ajuda de telas, divisórias, etc. Nas minas gasosas, esta última medida é excluída porque pode levar à formação de concentrações explosivas de gases no ar.

Para a erupção de fogo no vento ou na elevação

Para evitar o capotamento da corrente devido ao calor na via de acesso (direção paralela ao vento em caso de incêndio), deve ser criada uma resistência adicional ou uma regulação da quantidade de ar na direção da erupção do incêndio com a ajuda de portas, instaladas nas bocas das direcções. Se se previr o tombamento da corrente na elevação em caso de incêndio, é possível encurtar a corrente na via de acesso para reduzir a depressão térmica. Em caso de erupção de fogo na elevação (com ângulo de inclinação > 20^0), é possível regular a quantidade de ar com a ajuda de uma janela instalada numa direção paralela. As pessoas são evacuadas da mina através do poço de entrada de ar.

Para a erupção de incêndios na superfície de produção, nas condutas de ventilação e no poço de ventilação do edifício

A direção do fluxo é mantida. Em caso de possibilidade de formação de misturas explosivas na superfície de extração do minério, a quantidade de ar é aumentada. Em todos os outros casos, a quantidade de ar é reduzida de modo a diminuir o acesso de oxigénio à erupção do fogo. A redução de ar é possível em grandes quantidades para +he (e ht no poço de ventilação) e em pequenas quantidades para (-he). Nas minas não gasosas, para (+ he) e ht, os ventiladores podem ser desligados. As pessoas que se encontram à frente da erupção do incêndio nestas posições são evacuadas da mina através do poço de entrada e as que se encontram atrás da erupção do incêndio são evacuadas em aparelhos de auto-salvamento através do poço de ventilação, se não existirem posições que conduzam ao poço de entrada. Na instalação do regime de ventilação para acidentes associados a explosões de gás ou poeiras, considera-se a possibilidade de explosões repetidas de metano, aumento acentuado de CO (até 2-3 %) e diminuição de O_2 (até 7 % ou menos). Em caso de explosões de gás ou de poeiras, a ventilação deve ser restabelecida rapidamente. A direção do fluxo é mantida. A quantidade de ar fornecida à secção da mina acidentada deve ser aumentada, especialmente nas minas com elevadas gerações de gás.

CAPÍTULO 6

6. Trabalhos de salvamento em minas

6.1 Descrição dos acidentes e dos seus sinais de alerta

Acidente de mina - é a rutura súbita do estado normal das cabeças, dos mecanismos e da composição do ar da mina, criando perigo para a vida dos mineiros e trazendo perdas económicas para a indústria. Uma das principais indicações dos acidentes nas minas é a aplicação de medidas especiais na sua liquidação e o trabalho com respiradores. Consequentemente, a composição dos trabalhos de salvamento em minas inclui as acções de salvamento de pessoas e os esforços para a liquidação das sequelas do acidente. Neste contexto, o mais importante é a compreensão dos sinais de alerta, que podem ajudar não só na prevenção do acidente, mas também na sua liquidação precoce. Os principais acidentes em minas incluem os seguintes:

- Explosões de gás e poeira;
- Explosões súbitas de metano e gerações de sopradores;
- Acumulação prolongada de gás;
- Cavernas e rebentamento de rochas;
- Incêndios;
- Injecções de água ou de lama;
- Quebra de gaiolas e escorregas, seus encravamentos nos eixos.

A acumulação prolongada de gás também pode ser súbita e, de acordo com todos os índices e por ameaça à vida das pessoas, é considerada um dos acidentes mais perigosos nas minas. A medida de prevenção mais eficaz contra os acidentes causados pela acumulação prolongada de gás é o controlo do teor de metano no ar da mina. Atualmente, estão disponíveis transdutores automáticos eficazes para o controlo da acumulação de metano nas minas, mas a sua eficácia é determinada pela precisão da sua colocação e pela monitorização do seu desempenho. O mais perigoso para a vida das pessoas é a alteração voluntária dos limites de funcionamento dos transdutores, por vezes permitida pelos mineiros para evitar a desativação automática do equipamento mineiro. O quadro 6.1 apresenta os sinais de alerta de uma explosão súbita de metano.

Quadro 6.1. Sinais de alerta de uma explosão súbita de metano numa mina

Group of signs	Sign	Appearance of sign which is a warning
Initial or natural	Morphological	Tectonic crushing/squashing, pinching, flexure, change of the elements of seam bedding
	Structural	Formation of lens-appearance, earth –grainy and grainy seam structure
	Textural	Formation of intensively folded and weakly folded seam texture
	Hydro-geological	Seam dryness
	Increased rock pressure	Bending and breakage of wall support structures
Second	Sound	Noise, hissing, whistling, crackling, blows
	Strengthening of rock pressure	Bending and breakage of wall support structures
Second	Phenomenon on the surface of coal extraction face	Husking, coal spalling, rebounding of coal pieces
Mixed	Heat	Face cooling
	Mechanical	Diminishing hardness and stability of coal seam
	Gaseous	Appearance of gaseousness and gas pressure, increased gas generation

Estes sinais confirmam a alteração do teor de gás do veio X, ou seja, o aumento da capacidade de gás e o perigo de explosão de metano, que, por sua vez, pode imitar uma explosão súbita de metano. O conhecimento preliminar da explosão súbita de metano pode ser obtido com base na produção inicial de gás e nos critérios de perigo:

$$C_v = P_{max} - 19f^2 \quad 6.1$$

Onde: P_{max} - pressão do gás no furo; f - coeficiente de dureza da rocha por escala de Protodyakonov.

Se Cv > 0 - Podem ocorrer explosões súbitas de metano durante o desenvolvimento da camada de carvão.

Os sinais de uma acumulação prolongada de gás podem ser o aumento gradual da concentração de metano, a alteração da capacidade de gás da camada de carvão, a diminuição do coeficiente de desgaseificação, etc.

Os sinais de alerta para o desabamento e rebentamento de rochas são o afundamento e a compressão de rochas, a deformação súbita do suporte rochoso da parede e fenómenos sonoros, que estão associados ao início da foliação da rocha.

Os sinais de alerta, que podem ser estabelecidos por instrumentos, são a frequência do crepitar interno e a velocidade de propagação das ondas sísmicas.

Os sinais de alerta da entrada de água ou lama numa mina são todos os que representam o aumento da humidade nas áreas. É também o que representa a molhagem da face e o aumento da precipitação e, finalmente, o aparecimento de água e lama em quantidades superiores às normais. As infiltrações também podem ser esperadas nas foliações, especialmente no desenvolvimento de fissuras nas rochas.

A rutura dos caixotes pode ser precedida de sinais, na sua maioria ergonómicos: ausência dos controlos necessários sobre a operacionalidade do equipamento, resistência insuficiente dos cabos de elevação, operadores pouco qualificados, violação da sua própria higiene pessoal, etc.

6.2 Organização dos trabalhos de socorro às minas

A organização dos trabalhos de salvamento nas minas é um dever importante do governo e da comunidade. A organização dos trabalhos de salvamento nas minas é um dever importante do governo e da comunidade. É construída de tal forma que é dada igual consideração às medidas profilácticas para a prevenção de acidentes e às medidas para o salvamento de pessoas e liquidação de acidentes já ocorridos.

Os trabalhos de salvamento em minas em indústrias bem estabelecidas são organizados e efectuados por organizações especializadas em salvamento em minas.

O plano de liquidação de acidente (PLA)

É o principal documento de ação de todas as pessoas na mina a partir do momento do acidente. A ideia principal do PLA é evitar o pânico das pessoas no momento do acidente.

O objetivo do PLA

O objetivo do PLA é desenvolver competências sólidas e a compreensão das responsabilidades individuais em caso de acidente na mina entre os trabalhadores e todo o pessoal técnico e de engenharia.

O conteúdo do PLA

O conteúdo do PLA deve responder a três questões principais: (i) As acções das pessoas responsáveis pelo salvamento das pessoas que ficaram presas no acidente; (ii) A evacuação das pessoas do local do acidente; (iii) A liquidação do acidente na fase inicial. Os documentos do PLA são compilados durante meio ano e actualizados todos os meses com a participação dos departamentos de ventilação, segurança e salvamento das minas. As correcções de ventilação devem ser introduzidas no PLA no prazo máximo de um dia. O PLA é composto por dois documentos principais: A parte operacional e a parte de disposição, bem como os anexos a estes documentos.

(i) A parte operativa

Prescrição das acções das pessoas responsáveis pelos diferentes tipos de acidentes de mina previstos.

(ii) Parte da disposição

Trata da colocação das pessoas responsáveis e das suas responsabilidades (ordens escritas).

(iii) Anexos

Os esquemas de ventilação, eletricidade, abastecimento de água e ar, planos de fundo de poço, superfície da mina; a lista de pessoas, organizações e lojas que podem ser úteis durante o acidente e os respectivos números de telefone. A compilação da parte operacional é efectuada de acordo com o formato apresentado na tabela 6.2. O conteúdo dos gráficos individuais deve ter em conta o seguinte: a) A posição é qualquer local possível de ocorrência de um acidente, em que um número de posições com um regime de ventilação pode ter um número; b) Incêndio, máquinas de salvamento de minas podem ser chamadas quando é detectada uma erupção de fogo dentro dos edifícios e estruturas da superfície do poço; c) Regimes de ventilação e os dispositivos de ventilação necessários para este fim; d) Evacuação completa de pessoas da mina em caso de explosão de gás ou poeira, explosões repentinas e na presença de apenas duas saídas da mina; Em todos os outros casos, as pessoas são evacuadas apenas das secções que estão em risco.

Quadro 6.2

......*Signature*.........

Chief engineer

Form of operative part

Location: Heading number, location name,

Type of accident_______________________________

Column/graph 1	Column/graph 2	Column/graph 3	Column/graph 4	Column/graph 5
Measures for persons rescue and liquidation of accident	Persons who are answerable for execution, and executors	Routes and time of persons evacuation	Routes of rescuers movement and tasks	Routes of rescuers movement and tasks
Call Rescuers	Execution Answerable: --- On duty executor: Dispatcher or telephonic	Persons from section No------ working on place of accident occurrence move in self-rescue apparatus towards shaft--- Movement duration (40 min.)	First unit along shaft No------- to level-------M and proceed along ventilation drift of seam-------- to evacuate persons from section------ Persons be evacuated along--------	Same as in graph (column 4) Detached and handed to the head of mine rescuers. After the completion of accident liquidation graph is reinstated

Western and Eastern fans be reversed; Central is normal Brief sections on the accident Evacuate persons from sections No No Liquidate accident using hand equipment Switch off electricity on section No--- Ensure fans are normal running	Execution answerable----- On duty executor-Dispatcher Execution answerable:---- On duty executor: Dispatcher Execution answerable: --- On duty executor: Heads of sections Execution answerable: section heads Executor: Workers in sections Execution answerable: Work head executor: Power station on duty Execution answerable: Work head Executor: Workers in sections		Other units will join operations Per instructions of the answerable for job execution	

Engenheiro-chefe

De acordo: Comandante do Serviço de Salvamento de Minas (assinatura)

A disposição do engenheiro-chefe de minas:

Permanece no posto de comando central (frequentemente no gabinete do engenheiro-chefe de minas; é o chefe dos trabalhos de salvamento de pessoas e de liquidação de acidentes; se necessário, pode efetuar algumas alterações na parte operacional do plano principal de liquidação de acidentes; Atribui a um dos seus engenheiros-técnicos a tarefa de fazer entradas no registo operacional (data, hora e minuto, conteúdo da tarefa de liquidação do acidente e prazos de realização, responsável pela realização da tarefa, marcação da realização da tarefa - mostrando data, hora e minutos); Atribui postos ao pessoal técnico-engenheiro: os postos telefónicos no fundo do poço e no edifício do poço superior, ao poço à superfície para verificar os cartões de identificação pessoal das pessoas que entram na mina e em caso de desacordo com o comandante dos socorristas de minas, o engenheiro-chefe de minas terá a palavra final.

O diretor/gestor da mina

Posicionado no posto de comando; é o principal assistente do chefe principal dos trabalhos de organização e abastecimento; organiza a ajuda médica às vítimas e a alimentação dos socorristas; supervisiona as operações de transporte à superfície.

Superintendente de minas

Gere a liquidação do acidente até à chegada do engenheiro-chefe de minas; após a sua chegada, o superintendente de minas começa a atuar de acordo com as instruções do chefe de obras (engenheiro-chefe de minas)

O comandante dos socorristas de minas

Permanece no posto de comando dos socorristas; é responsável pelos trabalhos de socorro às minas; actua de acordo com o plano (método de socorro às pessoas, distribuição dos carregadores de respiradores, que são responsáveis por actividades de socorro separadas; fornecimento de ar, assistência médica e refeições às vítimas); mantém o seu assistente no posto de comando central para fins de comunicação.

O chefe do serviço de ventilação e segurança

De imediato, informa o chefe de obras do seu paradeiro; em seguida, dirige-se à sua secção de trabalho para supervisionar o funcionamento normal dos ventiladores; realiza trabalhos para a realização do regime de ventilação necessário, permite o funcionamento das lâmpadas.

O chefe da secção de produção

De imediato, informa o chefe de obra do seu paradeiro;

Em seguida, dirige-se ao seu local de trabalho para supervisionar a evacuação das pessoas da secção acidentada, mantendo um dos seus assistentes junto do chefe dos trabalhos de socorro para efeitos de comunicação; procede à liquidação do acidente com a ajuda das outras pessoas designadas.

Os principais anexos do PLA

a) Sistema de ventilação

É o plano de trabalhos mineiros, mostrando todas as posições por acidentes.

Compilado de acordo com os símbolos arbitrários que são recomendados pelos regulamentos de segurança (em relação ao ventilador principal, eixo, corrente fresca e trabalhada, porta, janela, torneira, telefone, etc.). Ao esquema estão anexadas declarações sobre os testes e a operacionalidade da reserva armazenada dos dispositivos, a distribuição do ar e as condições de saída da reserva dos locais de trabalho.

b) O regime de abastecimento elétrico, de água e de ar

Inclui duas variedades: condutas à superfície e condutas no poço. Os planos são acompanhados de declarações sobre os testes e a operacionalidade das condutas, equipamentos, etc. Após a compilação, o plano de liquidação do acidente deve ser guardado no gabinete do engenheiro-chefe, do superintendente da mina e do comandante dos socorristas da mina.

c) O plano de fundo da fossa

É compilado mostrando os mais pequenos detalhes, possíveis alterações no posicionamento das portas, caraterísticas dos materiais armazenados nas câmaras, etc.

Aparelho de auto-salvamento e reentrâncias para refugiados

A utilização de aparelhos de auto-salvamento e de reentrâncias de refúgio é considerada no plano principal de liquidação de acidentes como uma forma importante de reduzir as suas consequências adversas.

Os aparelhos de auto-salvamento, utilizados na indústria mineira, são classificados como aparelhos de filtragem ou de isolamento.

Os aparelhos de filtragem de auto-salvamento são utilizados durante as evacuações de atmosferas contaminadas com um teor de O_2 não inferior a 17 % e para a proteção do sistema respiratório contra o CO, o pó e o fumo.

O aparelho é constituído pelas seguintes partes:

- Caixa, incluindo as partes inferior 1 e superior (tampa) 2 (dig.6.1);
- A parte inferior: como um recipiente, contém todas as substâncias químicas necessárias para o funcionamento normal do aparelho;
- A parte superior é necessária para o confinamento (no estado de não funcionamento do aparelho) das outras partes do aparelho.

A composição do aparelho (de acordo com a direção do fluxo de ar) inclui as seguintes substâncias químicas e materiais: filtro preliminar 3 (para a recolha de partes sólidas de fumo), constituído por uma cobertura hidrofóbica que contém um recipiente; secador de ar da humidade 4 ($CaCL_2$), filtro adicional 5 (algodão) e mistura de (60% MnO2 e 40% CuO). Esta mistura liberta o ar de entrada do CO, convertendo-o em CO_2 de acordo com a reação:

$$MnO_2 + CO = MnO + CO_2 \qquad 6.2$$

O ar limpo, com a ajuda da válvula de inalação 7, entra nos pulmões e, com a ajuda da válvula de exalação 8, sai dos pulmões para a atmosfera. A duração da sua ação eficaz é de 60 min. Peso - 1,05 kg.

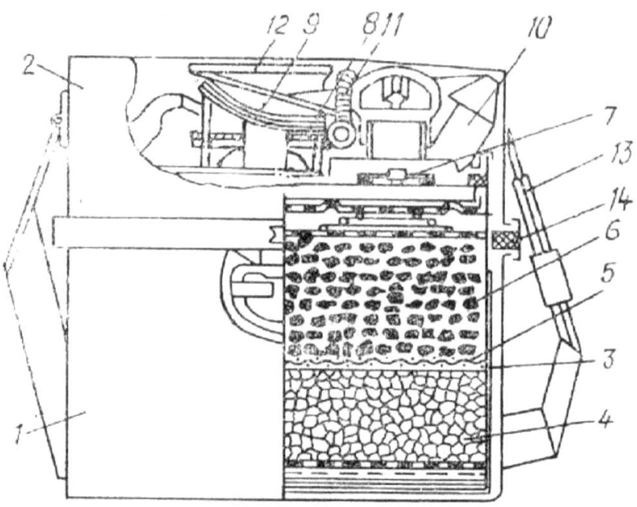

Dig. 6.1. Aparelho de auto-salvamento com filtragem <<СПП-2>>:

1- parte inferior da caixa; 2- parte superior da caixa (tampa); 3- filtro preliminar;

4- secador de ar contra a humidade; 5-lã de algodão; 6-mistura de (60 % $CaCL_2$ e 40 % CaO); 7- válvula de inalação; 8- válvula de exalação; 9- batente; 10- faixa de cabeça; 11- braçadeira de vestir; 12- óculos; 13- cinto de ombro; 14- amortização de borracha.

Isolamento do aparelho de auto-salvamento (ШС-7M)

O aparelho de auto-salvamento ШС-7M é usado em minas subterrâneas, que são perigosas em caso de explosão súbita de carvão e geração de metano por sopradores. No circuito fechado o movimento do ar durante a expiração tem o sentido descendente através do recipiente químico 1 e durante a inalação, ascendente através do mesmo recipiente, que é constituído por peróxido de metais alcalinos, suprimindo o CO_2 e gerando O_2. Para melhorar a respiração, o aparelho está equipado com um saco de respiração 2, no qual o ar expirado se acumula após a expiração através do recipiente e da ranhura anelar 3 perto da extremidade inferior da caixa 4. Durante a inalação, o ar recebe um enriquecimento adicional, percorrendo o mesmo trajeto no sentido inverso, e ao longo do tubo cravado 5, através do bocal 6, entra nos pulmões. Este sistema de respiração é designado por tipo pêndulo.

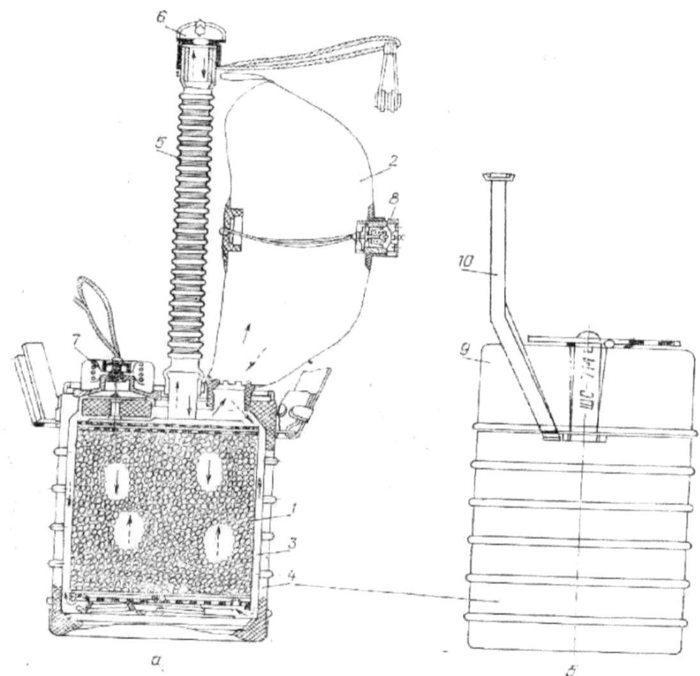

Dig.6.2.Aparelho de auto-salvamento ШС-7M:

□ - corte em fenda do aparelho: 1- recipiente para produtos químicos; 2- saco de respiração; 3- ranhura para anéis;

4- parte inferior da caixa; 5- tubo cravado; 6-boca; 7-interrutor do aparelho;

8 - válvula de excesso; 9 - parte superior da caixa (tampa); 10 - cinto de ombros; 6 - vista geral do aparelho;

Para o fornecimento de uma quantidade extra de oxigénio, no momento de ligar o aparelho, este está equipado com um dispositivo de ligação automática 7. Uma dose de H2SO4 é vertida sobre o peróxido de metais alcalinos e, em poucos segundos, produz-se cerca de 5 litros de oxigénio. A duração da ação eficaz do aparelho na proteção do sistema respiratório durante a saída da secção da mina em caso de acidente é de 50 min (quando em estado de repouso), em recessos de refugiados - 300 min. O aparelho pesa 3 kg.

Recantos de refugiados (esconderijos)

São esconderijos especiais, dispostos de acordo com as posições especificadas no plano principal de liquidação do acidente (PLA). Devem ser herméticos. A área total é calculada com base na condição de uma pessoa necessitar de uma área de 0,8 - 1 m^2 . São abastecidos com ar comprimido, equipamento de salvamento de reserva, medicamentos, etc. As matérias-primas devem estar em stock, suficientes para a construção de 4 divisórias de vedação de ar. Quando se entra num esconderijo, começa-se imediatamente a construir as divisórias de vedação do ar para impedir a entrada de gás: Desligar os ventiladores disponíveis e desmontar as condutas, sentar-se no chão para reduzir a taxa de consumo de O_2 e enviar sinais de aviso sobre o acidente através de carris.

6.3 Equipamento e tácticas de salvamento

O equipamento utilizado pelos socorristas durante o salvamento de uma pessoa e a liquidação de um acidente é classificado como principal e de apoio.

O equipamento principal

O principal inclui os equipamentos de trabalho e de proteção do socorrista, bem como os necessários à prestação de primeiros socorros às vítimas: respirador, equipamento mínimo de socorro, aparelho de proteção contra gases e calor, equipamento de mergulho e aparelho de respiração artificial.

Equipamento de apoio

Estes são necessários para criar as condições necessárias para o salvamento das pessoas e a liquidação do acidente numa fase inicial:
instalações de comunicação, equipamento de ventilação, instalações de apoio para libertar e transportar uma vítima de uma pilha de rocha, instalações de supressão de incêndios e transporte de equipamento e dos socorristas em respiradores. Um dos modelos de respiradores mais utilizados em acidentes em minas subterrâneas é o P-30 (dig.6.3). O ar expirado passa pelo recipiente regenerador (cal sodada) 1, onde o CO_2 é suprimido, depois pelo saco 2 e pelo frigorífico 3, entrando novamente nos pulmões durante a inalação. De acordo com o ritmo respiratório, porções de oxigénio entram no saco através do balão 4. A regulação da sua alimentação é realizada com a ajuda do redator 5 e do gotejamento automático sob a forma de relé pneumático, que é constituído por duas válvulas - principal (mola) e de suporte (membrana). Na permissão de 2,7 - 0,27 kPa, a válvula principal alimenta o saco com 60 - 150 litros /min. de oxigénio. Para o trabalho, é utilizado um

briquete de gelo com um efeito de arrefecimento máximo de 8^0 C no congelador. Em vez de gelo H_2O, pode ser colocado no frigorífico um gelo seco de ácido carbónico, aumentando o período efetivo de ação do congelador até 2 - 2,5 horas.

O equipamento do portador de máscara

O equipamento mínimo de um portador de respirador inclui: respirador, aparelho de auto-salvamento, lanterna de mina pessoal, apito de sinalização, um saco de álcool de cloreto de amónio, um pacote de medicamentos individuais, uma faca de dobrar, uma pasta e um lápis (com um pedaço de papel), - necessários não só para o socorrista mas, em certas circunstâncias, também para a vítima.

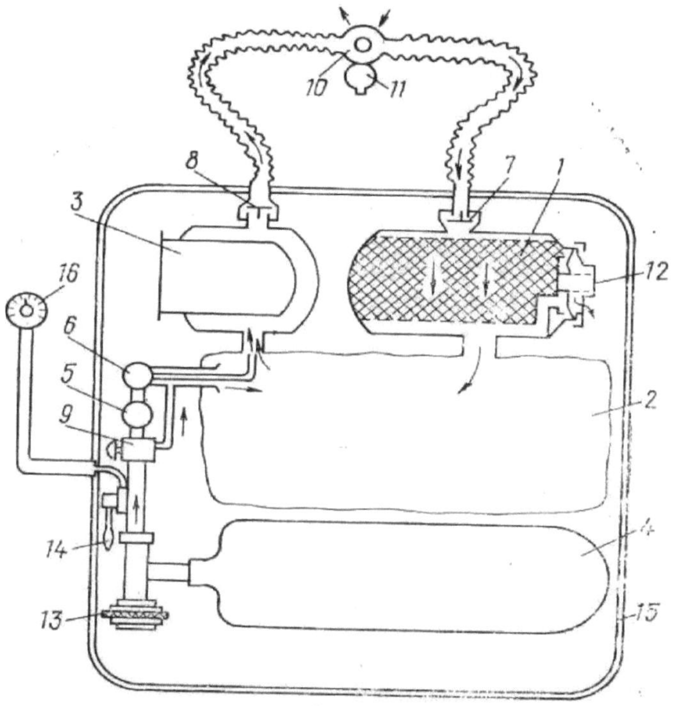

Dig. 6.3. Respirador P-30:

1 - recipiente regenerativo; 2 - saco de respiração; 3 - congelador; 4 - balão de oxigénio; 5 - redator; 6 - gotejamento automático; 7 - válvula de expiração; 8 - válvula de excesso; 6 - válvula de inalação; 9 - válvula acidental (bypass); 10 - muff facial; 11 - bomba de remoção de humidade; 12 - válvula de excesso; 13 - portão de bloqueio; 14 - torneira de manómetro de sobreposição; 15 - fundo do invólucro de proteção; 16 - manómetro-medidor de acabamento.

Requisitos para trabalhos de salvamento a alta temperatura

Inclui, casaco de proteção térmica (*TK-140*) e fato de proteção térmica a gás semi-autónomo *(ГТК).* O fato é composto por 4 partes principais: conjunto de água fria 1, respirador 2, conjunto de proteção térmica 3 e agregado de arrefecimento (dig. 6.4). A água fria em geral (underbody) é um tecido de malha fina no qual um tubo elástico é entrelaçado, através do qual a água fria do agregado de resfriamento está circulando. O conjunto de tubos é ligado pelo coletor -5. O socorrista, com a ajuda de uma máscara de capacete especial *MM-16,* veste o respirador РВЛ-1 (operacional durante 2 horas) em cima do conjunto de água fria. Por cima, veste-se o conjunto de proteção térmica, constituído por calçado 7 e manga de braço 8. O agregado de arrefecimento é portátil, ligado ao agregado por uma mangueira dupla 9 de comprimento 4 m. Inclui a bomba 10 e o gelo 11, que arrefecem a água em circulação. Além disso, o traje de proteção térmica a gás tem uma lâmpada 12 com uma bateria de armazenamento 13 e um dispositivo de comunicação com a bobina 14 (comprimento do fio 200 m), telefone 15 e microfone 16.

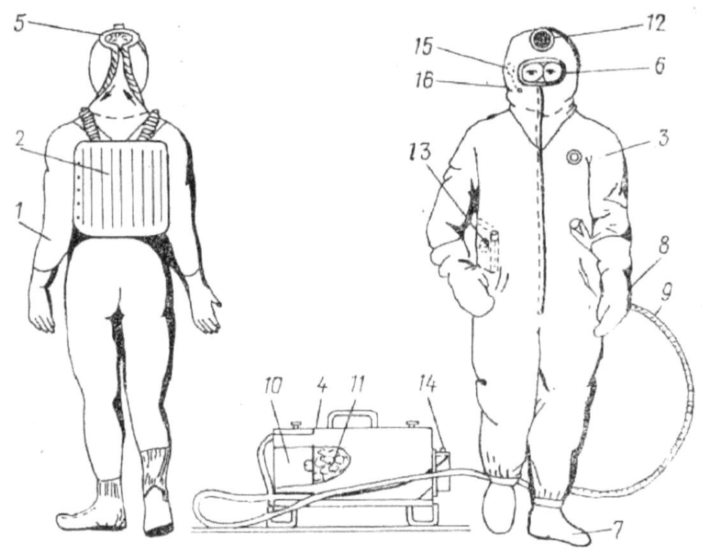

Dig.6.4. Fato de proteção contra o calor do gás *(ГТК)*

Para a comunicação, é utilizado um aparelho sem fios, que permite o contacto telefónico simplex entre as unidades de socorro de minas na base e as unidades que efectuam a liquidação do acidente do tipo fogo de mina.

O fato de proteção contra o calor do gás *(ГТК)* destina-se a trabalhar nas seguintes condições:

- A uma temperatura de 60^0 C, durante um período de 90 min;
- A uma temperatura de 100^0 C, durante 60 min;
- A uma temperatura de 140^0 C, durante 45 min.

O peso da roupa vestida pelo socorrista é de 22,5 kg, o contentor - 12 kg, as bobinas de comunicação - 2 kg.

Aparelho de respiração artificial << *socorrista de minas -8M*>> (dig. 6.5).

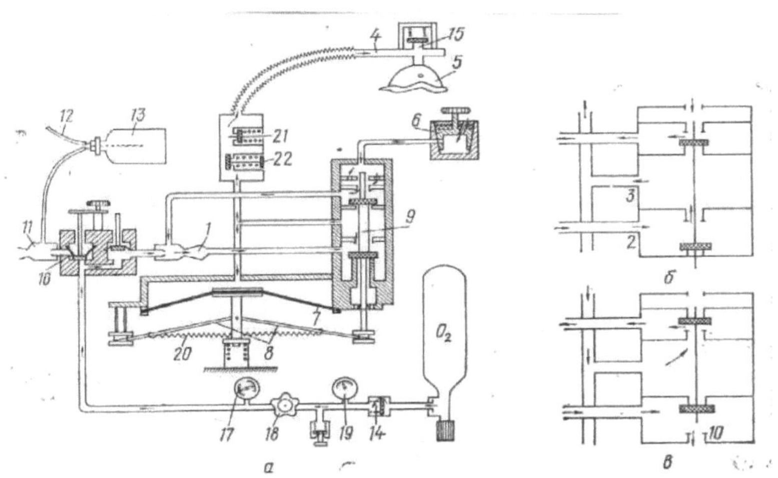

Dig.6.5. Esquema do aparelho de respiração artificial *Mine-rescuer - 8M a-* **a disposição dos elementos no projeto; 6- o esquema de disposição das válvulas do dispositivo de distribuição durante a inalação; в- o esquema de disposição das válvulas do dispositivo de distribuição durante a exalação.**

O aparelho de respiração artificial (*Mine-rescuer -8M*) faz uma inspiração e uma expiração artificiais, utilizando o injetor 1. O oxigénio (durante a inspiração) passa para os pulmões através da sede 2 a partir do dispositivo de distribuição 3, do tubo 4 e da máscara 5, misturando-se previamente com o ar, aspirado pelo injetor a partir da torneira 6. A pressão no sistema aumenta e, a 1,5 kPa, a membrana 7, que liga o mecanismo, move-se para baixo e, com a ajuda das alavancas 8, transfere a haste 9 do dispositivo de distribuição para uma nova posição. Durante este movimento, a torneira 6 fecha-se e o assento 10 abre-se, e a sucção do ar sai diretamente dos pulmões, lançando-o através do assento. Uma nova ronda de inspiração começa quando é atingida uma permissão de 0,7 kPa no sistema. O aparelho também limpa o sistema respiratório com a ajuda do ejetor 11 e dos tubos das pernas 12. Isto facilita uma maior permissão no sistema, igual a 53,3 kPa.

Telefone para minas: Na comunicação comum entre as unidades de salvamento e a base, aplica-se a comunicação de salvamento de minas de aparelhos <<Mine-phone>>. Permite a comunicação direta bidirecional em voz alta e a sinalização de código unidirecional de sinais de tom através de uma linha de fio duplo.

Geofone: Um outro dispositivo que pode ser utilizado para a comunicação é o instrumento mais simples - o geofone, que funciona com base no princípio da audição humana dos golpes de martelo artificiais efectuados por uma vítima num maciço rochoso, numa conduta, num caminho de ferro, etc.; e dos golpes naturais, que resultam da fissuração periódica do carvão. O geofone é constituído por um ponto de audição 1, que constitui um único conjunto completo com a tampa 2, a carga de chumbo 3, a membrana 4, a parede lateral 5 e a base 6 (escavação 6.6). Aparando a base sobre a rocha in situ, é possível ouvir os golpes. Se por geofone se registarem 70-80 vibrações por minuto, então é possível antecipar num curto espaço de tempo a explosão súbita de carvão e gás, sendo por isso necessário retirar as pessoas da frente de extração de carvão.

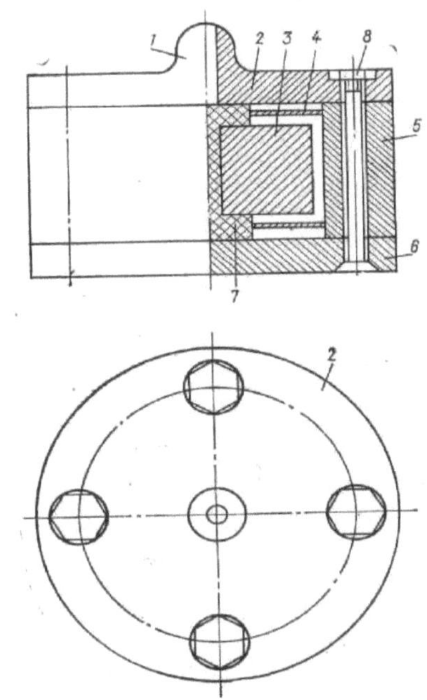

Dig. 6.6. Geofone:
1- ponto de audição; 2- tampa; 3- carga; 4- membrana; 5- parede lateral; 6 - base; 7 - núcleo; 8- parafuso de aperto;.

As caraterísticas dos geofones são apresentadas no quadro. 6.3.

Tab. 6.3

Action on medium	**Medium**	**Sensed distance, m**	**Frequency of blows (vibrations) per minute**
Strong blowing with a heavy hammer	Rocks	900	-
	Coal	600	-
	Overburden and loose rocks	120 - 170	-
Light blowing	Pipeline	450	-
Voice	Coal layer	45	
Natural change, Vibration	Rock in situ	500 - 1000	70 -80

Equipamento de ventilação

Este equipamento inclui o seguinte: Divisórias herméticas transferíveis (insufláveis, de lona, montadas, etc.); Instrumentos para medir a composição do ar da mina; Equipamento para supressão de incêndios (bombas, extintores, geradores de ar-espuma); Dispositivos para elevação e transporte de pessoas (barra Tommy, macacos e porta-aviões).

O equipamento da base central de socorro subterrânea no período de liquidação do acidente deve incluir o seguinte

Reserva de balões com oxigénio, reserva de garrafas com supressores químicos (dependendo do número de socorristas com respiradores), reserva de lâmpadas de minas (25 % dos participantes no salvamento de pessoas e na liquidação do acidente), aparelhos de respiração artificial (vários), um saco de medicamentos, um saco de água fervida, solução esterilizadora (para lavar as pontas dos filtros dos aparelhos de respiração), carrinhos de mão, extintores, bombas, etc.

As principais condições tácticas da brigada de socorro de minas no salvamento de pessoas e na liquidação do acidente

Regra geral, o trabalho é precedido de um reconhecimento, no qual é dirigida uma equipa da brigada de salvamento de minas. A outra equipa é mantida como reserva à espera de ar fresco.

As tarefas de reconhecimento:

Inclui o salvamento de pessoas, a avaliação da situação, as causas do acidente e o estabelecimento do local para basear as equipas de salvamento durante a fase seguinte dos trabalhos de liquidação do acidente. O reconhecimento e a liquidação do acidente permitem estabelecer uma base central, cuja localização na mina subterrânea é determinada pelo local de ocorrência do acidente.

Para acidentes associados a explosões súbitas, explosões de gás e poeiras

Os trabalhos são efectuados imediatamente em toda a secção da mina, isolando completamente as secções (eclusas), uma vez que é possível a recorrência de explosões de gás durante a entrada de ar fresco. É necessário organizar a remoção rápida do carvão fino lançado, a fim de reduzir os perigos da sua auto-combustão e da explosão da atmosfera. A limpeza da rebentação é efectuada ao longo da borda superior, a fim de remover uma grande quantidade de gás das cabeças. No caso de uma forte escalada de rebentamento ao longo da face e da impossibilidade de remoção rápida do carvão, considera-se a possibilidade de desenvolvimento de avanços de salvamento e de outras cabeças, tendo em consideração todas as medidas de precaução contra novas explosões e rebentamentos. É enviado um maior número de equipas de salvamento com uma quantidade extra de aparelhos de auto-salvamento isoladores.

Para os acidentes associados a gerações de metano por sopradores: O maior número de equipas de salvamento é dirigido para as entradas com fluxos de ar de saída com elevados teores de CH4 e baixos teores de O2. O metano é drenado para a superfície através da corrente principal da mina ou de furos de sondagem.

Para uma acumulação prolongada de gás

É efectuado um reconhecimento completo da secção da mina. As medidas de desgasificação são aplicadas sob a observação direta das unidades de salvamento da mina. No final do exercício de desgaseificação, é efectuada a medição da concentração de CH4 nas imediações de cada mecanismo e num raio de 20 m em todas as cabeças próximas.

Durante o desmoronamento e rebentamento de rochas

Em primeiro lugar, é necessário efetuar o suporte das paredes na abertura da caverna para evitar a recorrência de rebentamentos de rochas, a acumulação de gases e a explosão; é estabelecida a comunicação com as vítimas, fornecendo-lhes ar, medicamentos, água e alimentos.

O rebentamento de rocha é limpo de vários lados para reduzir o tempo total gasto no trabalho. No exercício, recorre-se à instalação de suportes de avanço nas paredes.

Para incêndios externos

As equipas de salvamento são enviadas simultaneamente para as correntes frescas e trabalhadas (de saída). Se o CH4 for inferior a 5 %, a erupção do fogo é suprimida, reforçando simultaneamente a ventilação. Se o CH4 for superior a 15 %, suprime-se a combustão de metano e, para evitar a formação de misturas explosivas, reduz-se a ventilação. As erupções de incêndios em galerias inclinadas são abordadas ao longo da corrente de ar. Em caso de incêndios progressivos, a secção da mina é dividida em distritos, nos quais a mesma e apenas a mesma equipa de salvamento de minas e o seu comandante extinguem constantemente cada distrito.

Incêndios internos

São principalmente extintos pelas forças dos trabalhadores das minas e não são prescritas tácticas especiais para as minas.

Para a água em lagos e lama

As equipas de salvamento são enviadas a partir do nível de ventilação, por vezes quando todas as descidas e passagens possíveis estão compactadas com massa selante. A ventilação é rapidamente restabelecida. Para a abordagem de pessoas ao longo de encabeçamentos horizontais, que não estão completamente bloqueados pela pasta, os trabalhos devem ser efectuados acima das vigas de sustentação do telhado, sobre o carvão mole. Nas grandes enxurradas, são instaladas barreiras de água em frente de objectos importantes; as bombas ameaçadas de inundação são desmontadas.

Para as rupturas da minha gaiola ou do meu skip

Especialmente quando os navios estão apinhados de pessoas, é rapidamente montada uma plataforma debaixo da gaiola. Reforça-se o fornecimento de ar quente e tomam-se medidas para eliminar a ondulação. Na ausência de uma escada de mão no poço, o içamento das pessoas da gaiola encravada é efectuado com a ajuda de um balde de içamento

6.4 Lições na prática do salvamento de minas

I. Inundação de águas superficiais numa mina subterrânea

<<Mina de Dukla - Checoslováquia - 1976>>

Veios de lenhite extraídos com uma espessura de 5 m e um ângulo de inclinação de 2 a 40. Profundidade da mina - 16 - 18 m. Rochas hospedeiras - areia. A superfície da mina é um sinclinal cujo vale inferior se situa quase no meio do campo de minas. Esta área também é atravessada por um leito de rio muito fino, que normalmente está saturado de água. A mina foi aberta através de um poço e de um poço vertical. O filão foi desenvolvido em painéis e explorado com recurso ao sistema de extração contínua e ao roof caving. Uma entrada de água, que se acumulou como resultado de aguaceiros persistentes, com uma altura de fluxo de 1 m, ocorreu a partir da direção do vale acima do espaço minado no subsolo, que também teve desmoronamentos (como consequência). Quase todas as cabeças de mina foram inundadas, o que deu origem a vários casos de fim de vida.

Causas do acidente

- Stock insuficiente de bombas e tubagens na mina;
- As entradas da mina não foram desenvolvidas de acordo com o projeto, ausência de um sistema de drenagem de escoamento de água em direção à boca do poço.

II. Afluxo de águas acumuladas nos níveis superiores para as cabeceiras activas na << mina de Chasnall - Índia - 1980>>

Espessura do filão extraído - 30 m, ângulo de inclinação do filão - 55^0 . A abertura do filão foi efectuada com recurso a poços verticais e cortes transversais de entrada de nível. Apenas o nível superior, com 90 m de altura, já tinha sido extraído com o método de extração de compartimentos e pilares. Em resultado disso, as cabeças foram inundadas. Registaram-se muitos casos de "zero ended", resultantes da inundação total da mina. O acidente foi resolvido com êxito com o apoio dos socorristas russos, utilizando bombas potentes (produtividade de 375 m^3 /hr. e altura de 175 m)

Causa do acidente

Em consequência de uma tomada de decisão incorrecta, verificou-se um excesso de perfuração e uma redução do pilar de carvão em relação à espessura inicial de 25 m entre os níveis de extração.

III. Incêndio interno na abertura de minas subterrâneas <<Mina n.º 35, bacia de Karagandisk - Rússia - 1965>>

Foi extraído um filão de carvão com uma espessura de 1,4 m e um ângulo de inclinação de 10^0 . A profundidade de extração foi de 300 m. A mina foi desenvolvida em níveis. O método de extração foi o combinado: No nível de transporte, há uma frente e uma retaguarda para a extração de carvão. Esta direção estava protegida com pilares de carvão. Foi detectado um incêndio com base em valores elevados de CO, o que levou à suspensão da extração de carvão por um período de 2 meses. Os trabalhadores da mina, assistidos por socorristas, conseguiram suprimir a erupção, como se descreve a seguir. Com a ajuda de furos de sondagem, foram bombeados para os pilares 2900 kg de vidro de água (solução de silicato de sódio) e 18 m de cimento^3 ; proporção da mistura: 1 parte de vidro de água, 4 partes de cimento e 10 partes de água; número de furos 220, comprimento do furo - 3 m, diâmetro do furo - 50 mm; grelha de furos 1000 x 1000 mm; lama (1200 m^3) foi introduzida no espaço minado a partir do nível de transporte e da superfície, utilizando furos longos de diâmetro - 100 mm. A bombagem de 5 - 7 % de cloreto de vidro misturado com cimento e água reforçou o pilar, mas o processo de oxidação do ar não parou. Ajudou a obter um melhor isolamento do r de ignição, mas não conseguiu suprimi-lo completamente. Foi apenas uma alimentação maciça adicional de pasta de argila, areia e aparas finas que impediu o desenvolvimento da ignição.

Causas do acidente

- Isolamento insuficiente da abertura minada no subsolo;
- Não cumprimento das especificações no isolamento da abertura minada no subsolo e violação do volume exigido de alimentação de pasta.

IV. Explosão de metano

<< Mina Cambrian - Reino Unido - 1965>>

Exploração de um filão de carvão de espessura - 1,5 m, ângulo de inclinação - 8 - 10^0 . Havia dois satélites (7 m) na parede suspensa e (12 m) na parede do pé. O veio foi desenvolvido em secções; o método de extração de carvão foi o long-wall - recuo vertical. O ar fresco entrava na face através do transportador de subida, que tinha um cruzamento ao longo do seu percurso, pois era intersectado por um desvio de nível ao longo do qual fluía a saída (trabalhada), bem como por uma divisória de ventilação com uma porta no cabeçalho, que conduzia à secção minada. A quantidade de ar na face (em regime normal) era de 4,7 m^3 /s, e durante a passagem aberta através do cruzamento, desceu para 2,8 m^3 /s e durante as duas passagens abertas através do cruzamento, isto é, para o antigo rumo, desceu para 0,47 m^3 /s. Ocorreu uma explosão de metano no final da elevação do transportador (na face), perto do ponto de redistribuição, quando as duas passagens estiveram abertas durante um período de 2,5 horas. A velocidade do ar na face era de apenas 0,1 m/s, o que resultou na formação de uma camada de metano com uma concentração de 5 %, que se deslocou em direção ao ponto de redistribuição, onde a sua espessura era de 1,2 m. O metano queimado dispersou-se do ponto de redistribuição em todas as direcções e a explosão ocorreu onde a concentração no ar era explosiva.

Causas do acidente

- Controlo mal organizado da capacidade gasosa das rubricas;
- A conceção temporária da travessia;
- Defeito no circuito externo do interrutor elétrico.

V. Explosão de gás e poeira numa mina

<<Mina de Micava - Japão - 1963>>

Foi extraído um filão de carvão com uma espessura de 4,8 m. A inclinação do veio era de 12^0 . O filão foi aberto através de poços inclinados e extraído em fatias. Ocorreu uma explosão no poço inclinado, na sequência da rutura de um comboio içado, tendo 8 vagões carregados de minério descido uma distância de 300 m, tombado sobre o arco de suporte metálico e levantado uma enorme nuvem de poeira, rasgando cabos. Também se registaram explosões de gás recorrentes. A explosão ocorreu durante a troca de turnos, quando na mina havia trabalhadores de dois turnos. Apesar de ter havido cerca de 3 mil pessoas a ajudar nos trabalhos de salvamento, o número de casos nulos foi de 458, resultantes sobretudo de intoxicação por CO.

Causas do acidente

- Mau estado dos cabos;
- Má pulverização de água e luta contra os assentamentos de poeiras;
- Desgaseificação insuficiente da junta (a instalação não estava operacional);
- Formação deficiente dos mineiros de acordo com o plano principal de liquidação de acidentes;
- Incapacidade de vestir e ativar os aparelhos de auto-salvamento;
- Um despedimento do pessoal técnico - de engenharia (16 em 28), efectuado na secção de inspeção e supervisão da mina pouco tempo antes da explosão.

CAPÍTULO 7

7. Indústria mineira e preservação do ambiente circundante. As indústrias mineiras geram à superfície enormes quantidades de rochas estéreis, gases e poeiras nocivos e podem estragar grandes territórios da cobertura do solo, etc. e causar graves danos ao ambiente circundante.

Por conseguinte, a par dos esforços envidados para sustentar a exploração da crosta terrestre, deve ser dada uma atenção ainda mais séria aos esforços para minimizar o impacto adverso das actividades mineiras na atmosfera circundante.

As principais medidas tomadas nas indústrias mineiras para conservar o ambiente circundante estão associadas às seguintes actividades

- Desgaseificação preliminar da mina para reduzir o volume de gases nocivos lançados na atmosfera;

- A aplicação da tecnologia de extração subterrânea que conserva a superfície terrestre e reduz as emissões de poeiras e gases;

- A observação das zonas de proteção sanitária;

- A ecologização dos territórios;

- Limpeza do ar e das águas das minas trabalhadas antes da sua libertação para a atmosfera;

- Remoção preliminar da cobertura fértil do solo, com o objetivo de a repor na fase seguinte de recuperação do solo na exploração mineira de superfície;

- Construção de depósitos internos de resíduos e localização de secções da crosta terrestre, a fim de evitar a perturbação dos regimes hídricos regionais.

CAPÍTULO 8

8. Conclusões

A principal questão da engenharia de segurança e salvamento nas minas é a capacidade de metano de cada uma das minas e da mina em geral. O projeto técnico da exploração subterrânea de carvão começa com a confirmação das dimensões e reservas e é sempre seguido pela determinação da capacidade de gás.

- Na luta contra as elevadas capacidades de gás, as explosões, as gerações de metano dos sopradores e as poeiras das minas, é útil consultar o conteúdo do curso de ventilação das minas sobre as medidas que devem ser tomadas para estabelecer as condições normais de exploração mineira;
- Na luta contra a alta temperatura do ar da mina em minas profundas, é útil considerar medidas, cuja aplicação permite a redução efectiva da temperatura a um custo mínimo. Estas medidas incluem todos os métodos de isolamento natural e artificial do ar da mina das fontes de calor - maciço rochoso, água da mina ou arrefecimento da corrente de ar com a ajuda dos meios mais simples - colchões de água, ar comprimido, etc;
- No desenvolvimento de bases teóricas e de meios eficazes de salvamento de pessoas e de liquidação de acidentes em minas subterrâneas, é importante ter em conta a possível depressão térmica do ar em movimento durante o acidente de incêndio na mina, que pode ser uma causa potencial de capotamento da corrente numa das várias direcções paralelas próximas (inclinadas ou verticais);
- Além disso, é importante considerar medidas que possam ajudar a criar condições favoráveis para a troca de ar nas minas de superfície, combater o nevoeiro, as poeiras e os gases nocivos durante a perfuração térmica, a detonação da produção e o transporte por camião.

CAPÍTULO 9

9. Referências

1. Saskatchewan Mine Emergency Response Program-Mine Rescue Manual, 2001.

2. B. F. Kirin, K. Z. Ushakov, Mining and Industrial Aerology, Moscovo, <<Nedra>>, 1983 http://ftp.labour.gov.sk.ca/safety/mine-rescue-manual

3. L. Mashkovtsev, G. A. Blalihin, Aerology and Labour Protection in Underground and Surface Mines, Moscovo<<yflH>>, 1986.

4. A. A. Myasnikov, U. A. Miller, N. E. Komarov, Ventilation Structures in Underground Coal Mines, Moscovo<<Nedra>>, 1983.

5. A. P. Yanov, B. S. Vashenko, F. G. Gagauz e outros, Fighting Dust and Harmful Gases in Underground Iron Mines, Moscovo<<Nedra>>, 1984.

6. I. K. Stanchenko, E. B. Petrenko, U. I. Svirski e outros, Underground Coal Mines Designing, Moscovo<<Nedra>>, 1976.

7. Kutuzov B.N., Blasting Works, Moscovo, <<Nedra>>, 1988.

8. Grebenyuk V.A., Pishyanov Y.S., Erovyeev I.E., Baranov A.S., Varonenko V.K.,Garkusha H.G., Donchenko A.S., Zinoviev V.A., Imenitov V.R., Pak V.V., Belousov A.M., Bobnyov S.A., Konyaev V.B., Maslennikov H.I., Severin S.F., Sokolov G.V., Sokolnikov O.A., Mining Engineering Handbook, Moscovo << Nedra>>1983

9. Malcolm J. McPherson, Subsurface Ventilation and Environmental Engineering, Chapman & Hall, 1993

10. Misra, G.B., //Mining Environment Ventilation-Oxford University Press, Índia

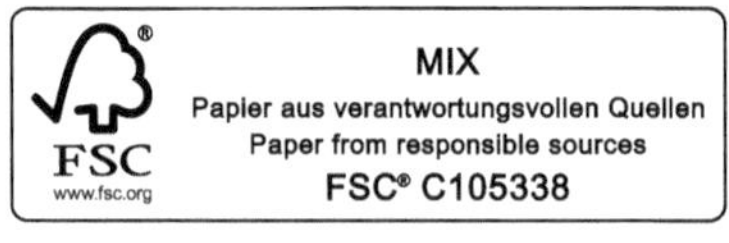

Printed by Books on Demand GmbH, Norderstedt / Germany